入門
金匱要略

医学博士 森 由雄 著

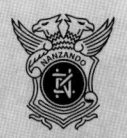

南山堂

序

　本書は、『金匱要略』を学ぶための初心者向けの解説書です。『金匱要略』の中で薬方と適応症状の記載のそろった条文のみを解説し、それ以外の薬方のない条文などは思い切って削除しました。薬方のある条文が『金匱要略』の中で主要で重要な部分であるからです。また、初めて『金匱要略』に触れる学習者が、難解な条文の樹海の中で迷子になり、学習を断念することを恐れるためです。

　『金匱要略』は『傷寒論』とともに漢方の2大原典です。『金匱要略』と『傷寒論』は、もとは1つの本（『傷寒雑病論』）であったものが、歴史の経過の中で、2つの本に分かれ、『傷寒論』は急性熱病の診断と治療が書かれており、『金匱要略』は、雑病（内科、婦人病など）に関して記載されています。

　『金匱要略』は、錯簡が多く、処方や条文の脱落がしばしばみられます。しかし、薬方は、神のごとくの効果を示すものがあり、薬方と適応症の条文がそろったものは、大変な価値があることが古より知られていました。

　漢方を志して約20年が経ちますが、実際の診療の中で『金匱要略』の薬方を1つひとつ学習する毎に、漢方医としての階段を昇ってきたように思います。例えば、桂枝茯苓丸や当帰芍薬散などを学習して婦人病の治療ができるようになり、また、桂枝加黄耆湯を会得してアトピー性皮膚炎や湿疹の治療の戦略を組み立てることができるようになり、続命湯を学んで、糖尿病や脳卒中の漢方治療の方針が立つようになりました。『金匱要略』の薬方は、漢方医に多くの有力な武器を授けてくれます。本書が、漢方医学を学ぶ方の少しでもお役に立てば幸いです。また、本書を読まれた方は、早く本書を卒業して『金匱要略の研究』（大塚敬節著）、『金匱要略講話』（大塚敬節著）などへ進まれることを希望します。

　本書の底本は、多紀元簡著『金匱要略輯義』（名著出版社）、森立之著『金匱要略攷注』（『傷寒論攷注』下冊に付録としてある。中国、学苑出版社）、日本漢方協会学術部編『傷寒雑病論』（東洋学術出版社）です。その他、寺師睦宗著『臨床八十方金匱要略』（泰生堂）、大塚敬節著『金匱要略の研究』（谷口書店）、大塚敬節著『金匱要略講話』（創元社）、呉謙著『医宗金鑑』（中国、人民衛生出版社）など、多くの金匱要略の解説書を参考にしました。

　最後に、漢方への道を温かく導いて下さいました山田光胤先生、寺師睦宗先生、丁宗鐵先生に深く感謝申し上げます。

　　　　　　　　　　　　　　　2010年1月　泥亀書屋にて　森　由雄

本書の内容

1. 内容は，主に『金匱要略』の薬方のある条文について記載し，原文の書き下し文，〔注〕，〔解説〕，〔症例〕，〔応用〕，〔名医の論説〕，〔参考文献〕などです．『金匱要略』の原文は漢文ですので削除しました．また，原本の冒頭にある「臓腑経絡先後病の脈と証」と原本の最後にある「果実，菜穀，禁忌并びに治」の２つの章は，薬方がないので削除しました．そして，薬方のない条文や初学者にとって不要と思われる条文も削除しました．
2. 本文の解説の前に，「重要用語解説」（日本漢方の立場での解説）と「総説 金匱要略についての簡単な解説」という一文を載せました．
「重要用語解説」は本文の〔注〕や〔解説〕の中で説明していますが，理解を容易にするために記載しました．
「総説 金匱要略についての簡単な解説」は本文の理解を助ける意味で『金匱要略』についての概略を解説したものです．
3. 一般に〔解説〕は，重複を恐れずにできるだけ初心者に理解しやすいように記載しました．
4. 〔症例〕は，自分の臨床例をできるだけ紹介し，自分の臨床例がない場合は諸先輩の治験例を借用させていただきました．漢文は，筆者が訳出しました．
5. 本書の読み方は，まず原文の書き下し文を読み，〔注〕〔解説〕で理解し，〔症例〕や〔応用〕で実際の臨床応用について学び，〔名医の論説〕で名医の処方運用のこつや口訣で理解を深めるという構成になっています．
6. 〔応用〕の中で「その他…などに用いた報告がある」という形式で応用を記載した箇所は，主に中国の文献を基にしてあります．中国で報告されたものであるということをご了解下さい．
7. 学習した薬方は，できるだけ自分や自分の家族で使用してみて，処方の意味（方意）を学んで下さい．

目次

| 総説 | 金匱要略についての簡単な解説 …………………………… 1 |

第1章　痙湿暍病の脈と証 …………………………………… 5

- １ （栝楼桂枝湯） ……………………………………………… 6
- ２ （葛根湯） ………………………………………………… 7
- ３ （大承気湯） ……………………………………………… 8
- ４ （麻黄加朮湯） …………………………………………… 9
- ５ （麻黄杏仁薏苡甘草湯） ………………………………… 10
- ６ （防已黄耆湯） …………………………………………… 12
- ７ （桂枝附子湯／去桂加白朮湯） ………………………… 13
- ８ （甘草附子湯） …………………………………………… 15
- ９ （白虎加人参湯） ………………………………………… 16
- 10 （一物瓜蔕湯） …………………………………………… 18

第2章　百合，狐惑，陰陽毒病の脈証并びに治 …………… 19

- １ （甘草瀉心湯） …………………………………………… 19

第3章　瘧病の脈証并びに治 ………………………………… 21

- １ （白虎加桂枝湯） ………………………………………… 21
- ２ （柴胡桂姜湯） …………………………………………… 23

第4章　中風，歴節病の脈証并びに治 ……………………… 25

- １ （侯氏黒散） ……………………………………………… 25
- ２ （風引湯） ………………………………………………… 26
- ３ （防已地黄湯） …………………………………………… 27
- ４ （桂枝芍薬知母湯） ……………………………………… 28
- ５ （烏頭湯） ………………………………………………… 29
- ６ （古今録験の続命湯） …………………………………… 30
- ７ （催氏の八味丸） ………………………………………… 32
- ８ （千金方の越婢加朮湯） ………………………………… 34

第5章　血痺，虚労病の脈証并びに治 …………35

1. (黄耆桂枝五物湯) ………………………………35
   おうぎけいしごもつとう
2. (桂枝加竜骨牡蛎湯) ……………………………36
   けいしかりゅうこつぼれいとう
3. (天雄散) …………………………………………38
   てんゆうさん
4. (小建中湯) ………………………………………38
   しょうけんちゅうとう
5. (黄耆建中湯) ……………………………………40
   おうぎけんちゅうとう
6. (八味腎気丸) ……………………………………41
   はちみじんきがん
7. (酸棗湯) …………………………………………41
   さんそうとう
8. (大黄䗪虫丸) ……………………………………42
   だいおうしゃちゅうがん
9. (千金翼の炙甘草湯) ……………………………43
   せんきんよくしゃかんぞうとう

第6章　肺痿，肺癰，欬嗽上気病の脈証と治 …45

1. (甘草乾姜湯) ……………………………………45
   かんぞうかんきょうとう
2. (射干麻黄湯) ……………………………………47
   やかんまおうとう
3. (厚朴麻黄湯) ……………………………………48
   こうぼくまおうとう
4. (麦門冬湯) ………………………………………49
   ばくもんどうとう
5. (葶藶大棗瀉肺湯) ………………………………50
   ていれきたいそうしゃはいとう
6. (葶藶大棗瀉肺湯) ………………………………50
   ていれきたいそうしゃはいとう
7. (越脾加半夏湯) …………………………………51
   えっぴかはんげとう
8. (小青竜加石膏湯) ………………………………53
   しょうせいりゅうかせっこうとう
9. (外台の炙甘草湯) ………………………………54
   げだいしゃかんぞうとう
10. (外台の桔梗白散) ………………………………54
    げだいききょうはくさん
11. (千金の葦茎湯) …………………………………55
    せんきんいけいとう

第7章　奔豚気病の脈証と治 …………………57

1. (奔豚湯) …………………………………………57
   ほんとんとう
2. (桂枝加桂湯) ……………………………………58
   けいしかけいとう
3. (茯苓桂枝甘草大棗湯) …………………………59
   ぶくりょうけいしかんぞうたいそうとう

目　次

第8章　胸痺，心痛，短気病の脈証と治 …………61
- 1 （栝楼薤白白酒湯）……………………………61
- 2 （栝楼薤白半夏湯）……………………………62
- 3 （枳実薤白桂枝湯／人参湯）…………………63
- 4 （茯苓杏仁甘草湯／橘枳姜湯）………………65
- 5 （薏苡附子散）…………………………………66

第9章　腹満，寒疝，宿食病の脈証と治 ………69
- 1 （厚朴七物湯）…………………………………69
- 2 （附子粳米湯）…………………………………70
- 3 （大柴胡湯）……………………………………71
- 4 （大承気湯）……………………………………72
- 5 （大承気湯）……………………………………72
- 6 （大承気湯）……………………………………73
- 7 （大承気湯）……………………………………73
- 8 （大建中湯）……………………………………74
- 9 （大黄附子湯）…………………………………75
- 10 （赤丸）…………………………………………75
- 11 （烏頭煎）………………………………………76
- 12 （烏頭桂枝湯）…………………………………77
- 13 （外台の烏頭湯）………………………………78
- 14 （外台の柴胡桂枝湯）…………………………79
- 15 （外台の走馬湯）………………………………80

第10章　五臓の風寒，積聚病の脈証并びに治 ……81
- 1 （麻子仁丸）……………………………………81
- 2 （甘姜苓朮湯）…………………………………82

第11章　痰飲，欬嗽病の脈証并びに治 ……………85

- 1 （苓桂朮甘湯）……………85
- 2 （苓桂朮甘湯／腎気丸）……………86
- 3 （十棗湯）……………87
- 4 （十棗湯）……………87
- 5 （十棗湯）……………88
- 6 （大青竜湯／小青竜湯）……………89
- 7 （小青竜湯）……………91
- 8 （木防已湯／木防已加茯苓芒硝湯）……………91
- 9 （沢瀉湯）……………93
- 10 （厚朴大黄湯）……………94
- 11 （葶藶大棗瀉肺湯）……………94
- 12 （小半夏湯）……………95
- 13 （防已椒目葶藶大黄丸）……………95
- 14 （小半夏加茯苓湯）……………96
- 15 （五苓散）……………97
- 16 （外台の茯苓飲）……………99
- 17 （桂苓五味甘草湯）……………100
- 18 （苓甘五味加姜辛半夏杏仁湯）……………100
- 19 （小半夏茯苓湯）……………102

第12章　消渇，小便利，淋病の脈証并びに治 ……………103

- 1 （腎気丸）……………103
- 2 （五苓散）……………104
- 3 （五苓散）……………104
- 4 （白虎加人参湯）……………104
- 5 （猪苓湯）……………104

第13章　水気病の脈証并びに治 ……………107

- 1 （越婢加朮湯）……………107

② (防已黄耆湯) …………………………………108
③ (越婢湯) …………………………………………108
④ (防已茯苓湯) ……………………………………109
⑤ (越婢加朮湯／甘草麻黄湯) ……………………110
⑥ (麻黄附子湯／杏子湯) …………………………111
⑦ (蒲灰散) …………………………………………112
⑧ (黄耆芍桂枝苦酒湯) ……………………………112
⑨ (桂枝加黄耆湯) …………………………………113
⑩ (桂枝去芍薬加麻黄細辛附子湯) ………………114
⑪ (枳朮湯) …………………………………………115
⑫ (外台の防已黄耆湯) ……………………………116

第14章　黄疸病の脈証并びに治 ……………117
① (茵蔯蒿湯) ………………………………………117
② (消石礬石散) ……………………………………118
③ (梔子大黄湯) ……………………………………119
④ (桂枝加黄耆湯) …………………………………119
⑤ (茵蔯五苓散) ……………………………………119
⑥ (大黄消石湯) ……………………………………120
⑦ (小半夏湯) ………………………………………121
⑧ (小建中湯) ………………………………………121

第15章　驚悸, 吐衄下血, 胸満, 瘀血病の脈証と治………123
① (桂枝救逆湯) ……………………………………123
② (半夏麻黄丸) ……………………………………124
③ (柏葉湯) …………………………………………124
④ (黄土湯) …………………………………………125
⑤ (赤小豆当帰散) …………………………………126
⑥ (瀉心湯) …………………………………………126

第16章　嘔吐，噦，下利病の脈証と治 ………………………… 129

- ①（茱萸湯）………………………………………………… 129
- ②（茱萸湯）………………………………………………… 130
- ③（半夏瀉心湯）…………………………………………… 131
- ④（黄芩加半夏生姜湯）…………………………………… 132
- ⑤（小半夏湯）……………………………………………… 132
- ⑥（四逆湯）………………………………………………… 133
- ⑦（小柴胡湯）……………………………………………… 134
- ⑧（大半夏湯）……………………………………………… 135
- ⑨（大黄甘草湯）…………………………………………… 135
- ⑩（茯苓沢瀉湯）…………………………………………… 136
- ⑪（文蛤湯）………………………………………………… 137
- ⑫（半夏乾姜散）…………………………………………… 137
- ⑬（生姜半夏湯）…………………………………………… 137
- ⑭（橘皮湯）………………………………………………… 138
- ⑮（橘皮竹茹湯）…………………………………………… 138
- ⑯（四逆湯／桂枝湯）……………………………………… 139
- ⑰（大承気湯）……………………………………………… 140
- ⑱（大承気湯）……………………………………………… 140
- ⑲（大承気湯）……………………………………………… 140
- ⑳（大承気湯）……………………………………………… 140
- ㉑（小承気湯）……………………………………………… 141
- ㉒（桃花湯）………………………………………………… 142
- ㉓（白頭翁湯）……………………………………………… 143
- ㉔（梔子豉湯）……………………………………………… 144
- ㉕（通脈四逆湯）…………………………………………… 145
- ㉖（紫参湯）………………………………………………… 145
- ㉗（千金翼の小承気湯）…………………………………… 145
- ㉘（外台の黄芩湯）………………………………………… 146

目次

第17章 瘡癰，腸癰，浸淫病の脈証并びに治 …………147
- 1 (薏苡附子敗醤散) …………………………147
- 2 (大黄牡丹湯) ………………………………148
- 3 (王不留行散) ………………………………150
- 4 (排膿散) ……………………………………151
- 5 (排膿湯) ……………………………………151

第18章 趺蹶，手指臂腫，転筋，陰狐疝，蚘虫病の脈証と治 …153
- 1 (藜蘆甘草湯) ………………………………153
- 2 (雞屎白散) …………………………………153
- 3 (蜘蛛散) ……………………………………154
- 4 (甘草粉蜜湯) ………………………………154
- 5 (烏梅丸) ……………………………………155

第19章 婦人，妊娠病の脈証并びに治 …………157
- 1 (桂枝湯) ……………………………………157
- 2 (桂枝茯苓丸) ………………………………158
- 3 (芎帰膠艾湯) ………………………………159
- 4 (当帰芍薬散) ………………………………160
- 5 (乾姜人参半夏丸) …………………………161
- 6 (当帰貝母苦参丸) …………………………162
- 7 (葵子茯苓散) ………………………………163
- 8 (当帰散) ……………………………………163
- 9 (白朮散) ……………………………………164

第20章 婦人産後病の脈証と治 …………165
- 1 (小柴胡湯) …………………………………165
- 2 (大承気湯) …………………………………166
- 3 (当帰生姜羊肉湯) …………………………166
- 4 (枳実芍薬散) ………………………………166

5 (枳実芍薬散／下瘀血湯) …………………… 167
6 (大承気湯) …………………………………… 168
7 (陽旦湯) ……………………………………… 168
8 (竹葉湯) ……………………………………… 169
9 (竹皮大丸) …………………………………… 170
10 (白頭翁加甘草阿膠湯) ……………………… 170
11 (千金の三物黄芩湯／小柴胡湯) …………… 171
12 (千金の内補当帰建中湯) …………………… 172

第21章 婦人雑病の脈証并びに治 ……………… 175

1 (小柴胡湯) …………………………………… 175
2 (半夏厚朴湯) ………………………………… 176
3 (甘草小麦大棗湯) …………………………… 177
4 (小青竜湯／瀉心湯) ………………………… 178
5 (温経湯) ……………………………………… 178
6 (土瓜根散) …………………………………… 180
7 (旋覆花湯) …………………………………… 180
8 (大黄甘遂湯) ………………………………… 181
9 (抵当湯) ……………………………………… 182
10 (礬石丸) ……………………………………… 182
11 (紅藍花酒) …………………………………… 183
12 (当帰芍薬散) ………………………………… 183
13 (小建中湯) …………………………………… 183
14 (腎気丸) ……………………………………… 184
15 (蛇床子散) …………………………………… 184
16 (狼牙湯) ……………………………………… 185
17 (膏髪煎) ……………………………………… 185
18 (小児疳蟲蝕歯方) …………………………… 186

目　次

第22章　雑療方 …………………………………187
1 　（還魂湯） ………………………………………187
　　かんこんとう
2 　（馬墜及び一切の筋骨を損ずるを治する方） ……………188
　　ばつい　　　　　　きんこつ　　　ち

第23章　禽獣魚蟲禁忌幷びに治 …………………191
1 　（橘皮大黄朴消湯） ……………………………………191
　　きっぴだいおうぼくしょうとう

一般索引 ……………………………………………………193
処方索引 ……………………………………………………198

参考文献

多紀元簡：金匱要略輯義，名著出版社，1984
山田業広：金匱要略集注，名著出版社，1984
呉　　謙：医宗金鑑，中国，人民衛生出版社，1988
伊沢裳軒：金匱玉函要略私講，北京，学苑出版社，2005
後藤慕庵：金匱要略方析義，オリエント出版社，1988
大塚敬節：金匱要略の研究，谷口書店，1996
大塚敬節：金匱要略講話，創元社，1988
寺師睦宗：臨床八十方金匱要略，泰生堂，1986
譚　日強：金匱要略浅述，医歯薬出版社，1989
康　鎮彬：張仲景医方精要，中国，河北科学技術出版社，2004
劉　俊士：古妙方験案精選，中国，人民軍医出版社，1992
張　谷才：仲景内科学，中国，上海中医学院出版社，1990
張　建栄：金匱証治精要，中国，人民衛生出版社，1997
曲　鴻忠：金匱方論与臨床，中国，中国中医薬出版社，1993
李　克光：金匱要略講義，中国，上海科学技術出版社，1987
曹　頴甫：金匱発微，中国，学苑出版社，2008
田畑隆一郎：よくわかる金匱要略，源草社，2002
唐　宗海：金匱要略浅註補正，中華民国，力行書局有限公司，1982
秦　伯未：金匱要略簡釈，中国，人民衛生出版社，2006
何　　任：金匱要略解説，東洋学術出版社，1988
尤　　怡：金匱要略心典，中国，中国中医薬出版社，1992
古野了作：金匱要略国字解，愛知県薬剤師漢方研究会，1989
喜多村直寛：金匱要略疏義，名著出版社，1984
中医研究院編：金匱要略，中国漢方，1982
森　　立之：傷寒論攷注，中国，学苑出版社，2003
日本漢方協会学術部編：傷寒雑病論，東洋学術出版社，1986
大塚敬節：漢方診療三十年，創元社，1985
大塚敬節：症候による漢方治療の実際，南山堂，1988
大塚敬節，矢数道明，清水藤太郎：漢方診療医典，南山堂，1986
大塚敬節：漢方の珠玉，自然と科学社，2000
山田光胤：漢方処方応用の実際，南山堂，1990
荒木性次：新古方薬嚢，方術信和会，1989
矢数道明：臨床応用漢方処方解説，創元社，1975
浅田宗伯：方函口訣，燎原，1983
浅田宗伯：橘窓書影，燎原，1976
六角重任：古方便覧，浪莘書肆，1850
許　　慎：説文解字，中国，中華書局，2003
近世漢方医学書集成，名著出版，1984
近世漢方治験選集，全13巻，名著出版，1984
和刻漢籍医書集成，エンタープライズ，1992
和漢医林新誌，杏雨社，オリエント出版社，1989
継興医報，継興医報社，同朋舎，1979
温知医談，温知社，同朋舎，1979
日本漢方医学会：漢方と漢薬，春陽堂，1978
創医会学術部編：漢方用語大辞典，燎原，1991
西山英雄：漢方医語辞典，創元社，1976
森　由雄：症例から学ぶ傷寒論講義，谷口書店，2004
森　由雄：漢方処方のしくみと服薬指導，南山堂，2006
森　由雄：入門傷寒論，南山堂，2007

重要用語解説
(日本漢方の立場での解説)

陰狐疝(いんこせん)：鼠径ヘルニア，陰嚢ヘルニアのこと．

癮疹(いんしん)：蕁麻疹のこと．

陰陽(いんよう)：古代中国の哲学思想で，あらゆる物は陰と陽に分けられる．太陽の日を受ける側（背中）は陽であり，日陰の部分は陰である．陽証，陰証という場合は，病気の状態（病態）を示す．陽証の患者は，活動的で発揚性で熱性で外部に現れる傾向がある．顔は赤く，脈は浮である．陰証の患者は，静的で，沈降性，寒性で外部に現れる傾向があまりない．陽病陰病について，陽病，陰病という時は，病気の時期（病期）を示す．陽病は体の反応力が十分ある時期，陰病は反応力の低下した時期を示す．

鬱冒(うつぼう)：気分がふさいで眩暈（めまい）がする病気のこと．

喝病(えつびょう)：熱射病，暑気あたりなどに相当する．

悪寒(おかん)：風に当たらなくても寒けを感じることをいう．悪寒は，身体の中から寒さを感じること．

瘀血(おけつ)：血液の循環障害と類似した病態と考えられる．全身を正常にめぐるべき血液が局所にうっ滞して病的な状態になるという概念である．瘀血の症状としては，口渇，下腹部痛，肌荒れ，皮膚のしみ，月経異常などがある．現代医学的には，血管の閉塞性病変である脳梗塞や心筋梗塞は瘀血の一種と考えられ，また，打撲，外傷，皮下出血，腫瘍，高脂血症，子宮内膜症，子宮筋腫などの疾患が瘀血に関係があると考えられている．

悪風(おふう)：風に当たって寒けを感じる時をいう．

欬逆倚息(がいぎゃくきそく)：咳込んで，息苦しく，横になることができないこと．

火逆(かぎゃく)：灸などの温熱刺激の治療手段を誤って用いて発生した病状をいう．

寒気厥逆(かんきけつぎゃく)：寒気が上逆し四肢厥冷すること．

寒疝(かんせん)：寒冷によって腹中が拘攣して，臍周囲が痛む病気のこと．

気(き)：気とは，形がなくて働きのあるものである．気とは生きるパワーと簡単に考えてもよい．「よし，今日は，やってやるぞ」というような活力と言い換えてもよい．

気虚(ききょ)：気虚はこの「生きる活力が少なくなる状態」のことで，元気のない状態である．例えば，疲れやすい，言葉に力がない，脈にも力がない状態は気虚という病態として理解される．気虚の時には，朝鮮人参を主薬とする気を補う漢方薬が治療に用いられる．

気の上衝(きのじょうしょう)：気の上衝とは，気のめぐりが障害されて，気が上につき上がって，のぼせ，ほてりの症状が起きてくることをいう．桂枝の配剤された桂枝加桂湯や苓桂甘棗湯が用

いられる．

瘧病：マラリアに相当する病気のこと．

驚癇：小児の熱性痙攣のこと．

胸脇苦満：季肋部に充満感があってつまったようで苦しく，按圧すると圧痛や抵抗を認めること．

胸痺：狭心症，心筋梗塞症など胸痛を生ずる病気．

胸満：胸が張って苦しくなること．

虚実：実証とは体力が充実した状態をいい，虚証はその反対で体力が落ち込んで弱い状態をいう．なぜ，虚実が大切なのかというと，治療に直接に関係するからである．虚証は補剤（体を補う薬）を用い，実証は瀉剤（病気を攻撃する薬）を用いるというのが漢方の治療原則である．虚証の患者に誤って，実証に与えるべき瀉剤を与えると，患者はたいへん苦しむ．実証の患者に補剤を与えると全く効果がない．

虚労病：過労や消耗性疾患のために肉体や精神の機能が低下したために起こる病気のこと．結核症などに相当する．

痙病：「ひきつる」病気で，てんかん，熱性痙攣，脳腫瘍，脳血管障害，破傷風などに相当する．

経絡：経絡は手や足，体幹と臓腑を連絡する筋道のこと．経絡には，気と血が運行していると考えられている．経絡は手に，太陽経，少陽経，陽明経，太陰経，少陰経，厥陰経という名前の付いた6本，足に太陽経，少陽経，陽明経，太陰経，少陰経，厥陰経の名前の付いた6本の合計12本の経絡があり，たとえば足の太陽膀胱経などと表現する．鍼灸の治療では，経絡の上のある穴（つぼ）に鍼や灸をして，臓腑や経絡を治療する．

血：血とは，西洋医学的でいう血液とほぼ同じと考えてよい．血の病態には瘀血と血虚がある．

血虚：血虚とは，出血や血の生成障害により血が足りなくなった病態であり，めまいや顔面蒼白などの症状がある．

血室：子宮のこと．肝を指す場合もある．

血痺：知覚障害や知覚異常のこと．

穀疸：湿熱が脾胃を冒して生ずる黄疸．急性肝炎に相当する．

五臓：心臓，肝臓，脾臓，肺臓，腎臓の5つを指す．

五労：五臓労のことを示す．五臓労は，心労，肝労，脾労，肺労，腎労のこと．

狐惑病：精神疾患，ベーチェット病に相当する．

四診：望診，聞診，問診，切診の4つを指す．

　望診：肉眼で見て診断すること．

聞診：嗅覚や聴覚で診断すること．
問診：主訴や病気の経過をたずねること．
切診：患者さんに直接触れて診断すること（脈診，腹診）．
湿家：湿の体質を持つ人のこと．
失精家：精力の衰えた者のこと．
湿病：湿気や水に関係のある病気で，関節リウマチなどに相当する．
積聚病：腹内に結塊があって，腫脹や疼痛をともなう病気．
宿食：飲食物が完全に消化されずに腸内に停滞していること．
酒疸：胸がつまって苦しくて（心中懊憹），熱が出て，食べることができず，吐き気がある黄疸のこと．
少気：浅い促迫した呼吸のこと．
上気：喘息様の呼吸困難．気管支炎や気管支喘息に類似する疾患のこと．
女労疸：額が黒くなり，少し発汗して夕方には手足がほてり，小便が出るようになる黄疸のこと．
浸淫病：湿疹などを指す．
津液：血液以外の体液のこと．
心下支結：心窩部に物がつかえてすっきりしないこと．
心下痞鞕：心窩部がつかえて抵抗感のあるもの．
心下満微痛：上腹部が張って少し痛むこと．
心中懊憹：胸の中が悶え苦しむこと．
心煩：胸がいらいらして苦しくなること．
水毒：水毒は，病的な体液（血液以外の）の偏在によるものである．具体的な病態としては，浮腫，うっ血性心不全，胃下垂，腎炎，胸膜炎などがある．
譫語：うわ言のこと．
瘡家：傷や皮膚にできものがある人のこと．
瘡癰：化膿性皮膚疾患のこと．
腠理：汗腺のこと．
大風：脳血管障害のこと．
太陽中熱：暑気あたりのこと．
痰飲：広義には水毒一般を指す．痰飲，懸飲，溢飲，支飲を含む．
痰飲：狭義には，水毒が腸間に溜まったもの．
懸飲：水毒が脇下に溜まって，咳や痰が出て，胸が痛むもの．胸膜炎に相当する．
溢飲：水毒が四肢に到達し，発汗せずに身体が重く痛むものをいう．

支飲：咳が出て苦しくなり，起坐呼吸の状態で，むくみがある場合をいう．
短気：息切れのこと．
短気病：息切れ，呼吸促迫する病気．
中暍：中暑と同じで暑気あたりや日射病のこと．暑さのために身体を害すること．
中悪：急性中毒のこと．
中寒：腹部内臓が冷える人．
中暑：暑気あたりや日射病のこと．中暍と同じ．
中風：太陽病の虚証（体力が弱い人）で，発熱，発汗，悪風，脈緩の症状を有する者のこと．脳血管障害を指す場合もある．
癥病：腹部の腫瘤のこと．
腸癰：急性虫垂炎のこと．
跌蹶：たおれること，つまずくという意味．
転筋：腓腹筋の攣急をいう，こむら返りのことである．
吐膿：膿を吐く病気のこと．
熱癰癇：熱性の痙攣性疾患のこと．
肺痿：肺結核のこと．
肺脹：肺脹は気管支喘息や気管支炎，肺炎などの疾患のこと．
肺癰：肺化膿症のこと．
馬刀侠癭：頸部に結核様のリンパ節腫大がみられるもの．瘰癧のこと．
煩躁：胸苦しく手足をばたばたして悶えること．躁煩も同じ．
皮水：皮膚に水が異常に偏在して浮腫を形成するものである．浮腫の部位を按圧すると指の痕が残る．
風水：風の邪気が人体を侵し，体内の水の代謝が障害され，浮腫を生ずる．急性腎炎に類似した病態である．
風痺：麻痺と疼痛がある病気のこと．
趺陽の脈：足背動脈の脈であり，胃腸の状態をあらわす．
奔豚病：下腹から喉に向かって何かがつき上がってくる状態で，神経症，発作性頻拍症などがこれに相当する．
奔豚気病：奔豚病と同じ．発作性神経症，ヒステリー，発作性頻拍症などの病気と考えられる．
脈
　浮脈：軽く橈骨動脈に触れるとよく触れ，強く圧迫すると脈が触れにくい脈である．
　沈脈：軽く圧迫すると触れにくく，強く圧迫すると脈がよく触れる脈のこと．

滑脈：玉が指の下をころがるような感じの脈である．
緩脈：1呼吸に4つの拍動で，脈の往来は等しい脈である．
緊脈：有力で，左右に指を弾く，絞った綱のようである脈のこと．
弦脈：琴の弦を按ずるような脈である．
数脈：1回の呼気吸気の時間に，脈拍が6以上のもの．
虚脈：無力な脈で，圧迫すると空虚な感じの脈である．
洪脈：脈が来る時は大きく盛んであり，脈の去る時は衰えた感じの脈である．
洪大脈：極めて大きく，洪水のようであり，来る時は盛んであり，去る時は衰えた脈である．
微脈：極めて細く軟らかで，圧迫すると消えてしまうような脈である．
芤脈：葱の管を按じるような脈である．
濡脈：古い綿を按圧するような柔らかい脈である．
弱脈：極めて軟で，按圧すると沈細で，指の下で微かに触れる脈である．
細脈：糸を張ったように細く軟らかくまっすぐに触れる脈である．
裏水：裏（体内）に存在する水のことで，腹水のような身体の内部にある水である．

六経

太陽病：太陽病とは，脈が浮で頭や後頸部が強ばって痛みを伴い，悪寒がする病気である．かぜなどの急性熱病の初期によく見られる病状のこと．
少陽病：口が苦くなったり，咽が乾いたり，めまいがする病気である．
陽明病：便秘，腹痛，腹満，口渇，大汗，腹力は充実し，腹部膨満する病気である．
太陰病：腹満，嘔吐，下痢，時々腹痛などの症状がある病気である．
少陰病：ただ寝ていたいという症状があり，冷えて下痢をする病気である．
厥陰病：陰証で最も重篤な冷え，下痢，嘔吐，発汗，口渇，多尿，気が心をつき上げる，胸の中が熱く疼くなどの症状がある病気である．
冷労：虚労病で虚寒を伴うもの．
歴節病：関節リウマチなどの関節疾患のこと．

総説　金匱要略についての簡単な解説

　『金匱要略』は『傷寒論』とともに漢方の原典です．『金匱要略』と『傷寒論』は，もとは1つの本であったものが，歴史の経過の中で，2つの本に分かれたとされ，『金匱要略』は，張仲景の著した『傷寒雑病論』のうちの雑病の部分です．約千年前に，中国・北宋時代に高保衡，孫奇，林億らによって出版されました．高保衡，孫奇，林億らの序文に「金匱要略方論序」として『金匱要略』の由来が述べられています．長文ですが，『金匱要略』について重要な事項が述べられていますので，引用します．

　「張仲景は『傷寒雑病論』合16巻を作り，今は『傷寒論』10巻が伝わるだけで，6巻は失われ「雑病」の部分は伝わっていない．諸家の書物の中に1, 2伝わっているだけである．王洙が図書館において，虫の食った竹簡の中から張仲景の『金匱玉函要略方』3巻を発見した．上巻は傷寒について弁じ，中巻は雑病について論じ，下巻は雑病の処方を載せ，婦人の治療について述べられていた．これを記録して医師に伝えて，症状に対して処方を用いてみるとその効果は神の如くであった．しかし，この書物には証（適応症状）があっても処方がなく，あるいは，処方があっても証がないものがあった．病気を治療するには不十分であった．政府は儒家を集めて，まず初めに『傷寒論』を，次に『金匱玉函経』を校定して，今また，この書を校定した．処方を証の下に置き，篇末に諸家の処方を付けた．上巻にあった傷寒の文は簡略なので除いた．中巻の雑病より飲食禁忌までを25篇に編集し直して，重複を除き，合計262の処方を，上，中，下の3巻に新たに編集して，旧名によって『金匱方論』と名づけた」

とあります．この『金匱方論』が『金匱要略』と呼ばれる書物です．

　すなわち，『金匱要略』は，約千年前の出版の初めの段階から「虫の食った竹簡」の書物であり，「証があっても処方がなく，処方があっても証がないものがあった」ため，文の脱落や錯簡が存在したことが事実として明らかにされています．実際，『金匱要略』を読んでみますと，意味不明，理解不能，文意が全く取れないものがあり，『金匱要略』の限界を示しています．しかしながら，「効果は神の如く」である

処方が数多くみられ，漢方医学を研究する者にとって必修の教科書と言えます．

『金匱要略』の中には多くの処方がありますが，張仲景の時代から，現代に至るまで多くの難病の治療に用いられてきました．『金匱要略』の構成は，25篇より成っています．1つの篇では，類似したいくつかの病気について述べ，治療法を紹介しています．25篇のタイトルを次に示しておきます．

臓腑経絡先後病脈証第一
痙湿暍病脈証第二
百合狐惑陰陽毒病脈証并治第三
瘧病脈証并治第四
中風歴節病脈証并治第五
血痺虚労病脈証并治第六
肺痿肺癰欬嗽上気病脈証治第七
奔豚気病脈証治第八
胸痺心痛短気病脈証治第九
腹満寒疝宿食病脈証治第十
五臓風寒積聚病脈証并治第十一
痰飲欬嗽病脈証并治第十二
消渇小便利淋病脈証并治第十三
水気病脈証并治第十四
黄疸病脈証并治第十五
驚悸吐衄下血胸満瘀血病脈証治第十六
嘔吐噦下利病脈証治第十七
瘡癰腸癰浸淫病脈証并治第十八
趺蹶手指臂腫転筋陰狐疝蛕虫病脈証治第十九
婦人妊娠病脈証并治第二十
婦人産後病脈証治第二十一
婦人雑病脈証并治第二十二
雑療方第二十三
禽獣魚蟲禁忌并治第二十四
果実菜穀禁忌并治第二十五

つぎに25の各篇について簡単に解説します．

「臓腑経絡先後病脈証第一」では，未病の概念，陰陽五行学説による病変の伝変，望，聞，問，切の四診，治療原則などについて述べられています．この篇には，薬方はありませんので，本書では削除しました．

「痙湿暍病脈証第二」では，痙病（痙攣性疾患），湿病（関節リウマチなどの湿気や水に関係のある病気），暍病（熱射病，暑気あたり），という古代の病気についての解説とその治療に用いられる11処方が述べられています．本書では，この痙湿暍病脈証から第1章として解説してあります．

「百合狐惑陰陽毒病脈証并治第三」では，ベーチェット病に相当する疾患について述べられています．

「瘧病脈証并治第四」では，現代のマラリアに相当する病気について述べられています．

「中風歴節病脈証并治第五」では，中風（脳血管障害）や歴節病（関節リウマチなどの関節疾患）の治療について述べられています．

「血痺虚労病脈証并治第六」では，血痺（知覚障害や知覚異常），虚労病（過労や消耗性疾患のために肉体や精神の機能が低下したために起こる病気）について述べられています．

「肺痿肺癰欬嗽上気病脈証治第七」では，肺痿（肺結核），肺癰（肺化膿症），欬嗽上気（気管支炎や気管支喘息に類似する疾患）について述べられています．

「奔豚気病脈証治第八」では，奔豚（発作性神経症，ヒステリー，発作性頻拍症などの病気）について述べられています．

「胸痺心痛短気病脈証治第九」では，胸痺心痛（狭心症，心筋梗塞など），短気病（息切れ，呼吸促迫する病気）について述べられています．

「腹満寒疝宿食病脈証治第十」では，腹満（腹が張るという病気），寒疝（寒冷によって腹中が拘攣して臍周囲が痛む病気），宿食（飲食物が完全に消化されずに腸内に停滞するために起こる病気）について述べられています．

「五臓風寒積聚病脈証并治第十一」では，錯簡が多数みられ，理解するのは困難ですが，5つの臓（心，肝，脾，肺，腎）の中風と積聚病（腹内に結塊があって，腫脹や疼痛をともなう病気）について解説しています．

「痰飲欬嗽病脈証并治第十二」では，痰飲（水毒）と欬嗽（咳）を主な症状とする病気について述べられています．

「消渇小便利淋病脈証并治第十三」では，口渇と頻尿，多尿を呈する疾患（糖尿病など）について述べられています．

「水気病脈証并治第十四」では，浮腫を呈する疾患について述べられています．

「黄疸病脈証并治第十五」では，さまざまな黄疸の病気の治療について述べられています．

「驚悸吐衄下血胸満瘀血病脈証治第十六」では，主に止血の薬が多く記載され，一部に火邪，動悸の薬について述べられています．

「嘔吐噦下利病脈証治第十七」では，嘔吐と噦（しゃっくり）と下痢の症状を呈する疾患の漢方の証と治療について述べられています．

「瘡癰腸癰浸淫病脈証并治第十八」では，瘡癰（化膿性の皮膚の病変），腸癰（虫垂炎），浸淫病（湿疹など）について述べられています．

「趺蹶手指臂腫転筋陰狐疝蚘虫病脈証治第十九」では，趺蹶は，たおれること，つまずくことの意味で歩行困難となる疾患．臂はうで，ひじの意味ですので手指臂腫は上肢の腫れる病気．転筋は，腓腹筋の攣急（こむら返り）．陰狐疝は，陰嚢ヘルニアや鼠径ヘルニアのこと．蚘虫は回虫のことで，これらの疾患について述べられています．

「婦人妊娠病脈証并治第二十」では，妊娠の時の病気について述べられています．

「婦人産後病脈証治第二十一」では，出産後の病気について述べられています．

「婦人雑病脈証并治第二十二」では，婦人のさまざまな雑病について述べられています．

「雑療方第二十三」では，救急医学の薬である還魂湯と＜馬墜及び一切の筋骨損ずるを治する方＞などについて述べられています．

「禽獣魚蟲禁忌并治第二十四」では，獣や魚などの肉の中毒や食べ合わせについて述べられています．

「果実菜穀禁忌并治第二十五」では，果実や野菜などによる中毒について述べられています．しかしながら，この篇には薬方はありませんので，本書では削除しました．

さあ，それでは早速，『入門金匱要略』を，一緒に勉強しましょう．

第1章 痙湿暍病の脈と証

　この「痙湿暍病の脈と証」には，痙病，湿病，暍病という古代の病気についての解説とその治療に用いられる11処方が述べられています．

　痙は痓のことで，『説文解字』には「痙は，彊急なり」とあり「ひきつる」という意味ですので，痙病は，「ひきつる」病気と考えられます．「ひきつる」病気としては，てんかん，熱性痙攣，脳腫瘍，脳血管障害，破傷風などがあります．痙病の処方では，虚証には栝楼桂枝湯，実証には葛根湯，実証でより重症なものには大承気湯を用います．

　湿病は，湿気や水に関係のある病気です．湿病には湿痺と風湿があります．本章では，関節リウマチと思われる病気が出てきます．虚証には防已黄耆湯，桂枝加附子湯，白朮附子湯，甘草附子湯などを用い，実証には，麻黄加朮湯，麻杏薏甘湯，五苓散，茵蔯蒿湯などを用います．

　暍病は，熱射病，暑気あたり様の病気です．通常の暍病には，白虎加人参湯を用います．

　本章に出てくる薬方は，栝楼桂枝湯，葛根湯，大承気湯，麻黄加朮湯，麻杏薏甘湯，防已黄耆湯，桂枝加附子湯，白朮附子湯，甘草附子湯，白虎加人参湯，一物瓜蔕湯などがあります．

太陽病，其の証備わり，身体，強ばること几几然，脈反って沈遅，此れ痙となす，栝楼桂枝湯之を主る．

> **栝楼桂枝湯方**
>
> 栝楼根二両，桂枝三両，芍薬三両，甘草二両，生姜三両，大棗十二枚．
> 右六味，水九升を以て，煮て，三升を取り，分温三服す．微汗を取る．汗，出でざれば，食頃，熱粥を啜りて，之を発す．

 太陽病で，症状が現れていて，身体が，強ばるが，脈は沈で遅であるのは，痙病であり，栝楼桂枝湯の主治である，という条文です．栝楼根は『本草備要』には，「微苦，微寒，火を降し，燥を潤し，痰を滑らかにし，渇を解す．肌を生じ，膿を排す．腫を消し，水を行らす．経を通じ，小便利するを止む．熱狂時疾，胃熱疸黄，口燥唇乾，腫毒発背，乳癰瘡痔を治す」とあります．栝楼桂枝湯は，あまり頻用される薬方ではありません．次の症例では，意識障害を伴う痙攣性疾患に応用しています．

症例「33歳の婦人，明治X年6月1日，分娩の後発熱，少し悪寒と頭痛があり汗はない．腹が急に痛んだため，近くの某医師の診察を受けた．某医師は心臓病と診断して数種類の水薬や散剤等を投与したが効果はなかった．日に日にひどく衰弱して，某医師は後日の責任を回避するために他の医師に助けを求めた．患者の家族は愕然とし，相談の上，6月21日の夜中に，急に私（石川安節）に診察を依頼してきた．私は急いで往診したが，脈は浮或いは沈滑にして，舌苔は黄白色，肩，背中および首は強ばり，胸の動悸が激しい時には意識障害となり昏睡状態となる．この婦人は普段から項や背中が痙攣する症状があり，今分娩して気血が動揺したのを心臓病と誤診して，強く内臓を攻めたので，気が上を衝いて，痙攣を起こし，口を閉じて昏睡となったのである．私はこの病気は，剛痙病であると診断して栝楼桂枝湯に葛根桔梗を加えて与え，三黄丸1包を毎夜水で服用させた．2日後少し食欲は出てきた．4，5日後に意識が回復した．13日後に汗が出て足腰のひきつりと痛みを感じた．当帰芍薬散に転方してひきつり，痛みは徐々に改善し，10日余りで全治した．」
（石川安節『和漢医林新誌』）

応用 発熱性の痙攣性疾患（熱性痙攣，髄膜炎など）

名医の論説 〔六角重任〕桂枝湯証にして渇し，或いは身体強ばるを治す．（『古方便覧』）

痙湿暍病の脈と証

2

太陽病，汗なくして，小便反って少く，気上って胸を衝き，口噤して語るを得ず，剛痙をなさんと欲す，葛根湯之を主る．

葛根湯方

葛根四両，麻黄三両，節を去る．桂枝二両，皮を去る．芍薬二両，甘草二両，炙る．生姜三両，大棗十二枚．
右七味，㕮咀し，水一斗を以て，先ず麻黄，葛根を煮て，二升を減じ，沫を去り，諸薬を内れ，煮て三升を取り，滓を去り，一升を温服す．覆いて微しく汗に似たるを取る．粥を啜るを須いず．餘は桂枝湯の法の如く，将息及び禁忌す．

解説 太陽病で，汗がなくて，小便は少なく，気が上って胸をつき上げ，口を結んで話すことができないのは，剛痙という病気にまさになろうとする状態であり，葛根湯の主治である，という条文です．次の症例は，明治初期の医師が破傷風に葛根湯を応用したものです．

症例「破傷風に葛根加烏頭湯．私（平原元琳）が，上毛，高崎に住んでいた頃，旧藩士の大瀧某の次男，年齢14，5歳．雨天の時，素足で外出して右足の甲を少しケガをした．小さい傷なので何の薬もつけないで1日様子を見ていたところ傷口は治癒した．2，3日して少し寒気と熱を生じたので，私が診察を依頼された．症状は，少し寒熱往来，脈は遅，腹部はやや拘攣していて，足の甲は少し痛む．その他の症状はない．家の主人が，私に『破傷風を発症したのではないでしょうか』と質問した．私は『破傷風であろう』と答えて，自宅へ帰って薬を調合していると，使者が来て，病人が急に半身痛を発症したという．すぐに使者に葛根加烏頭湯を与えて，服用させた．再診時，症状は以前の通りだが，右上半身と右下肢が痙攣する．もっと多量の薬を服用させた．そして，足の甲の傷痕に強い発泡薬を貼った．その夜往診に行き，夕方には発汗して，その後に症状は少し改善した．薬を貼った所に大きな水泡ができていて，病変の皮膚を切り取った．3日間膏薬を貼り，その後膏薬を変えた．6，7日で病気は治癒した．」
（平原元琳『温知医談』）

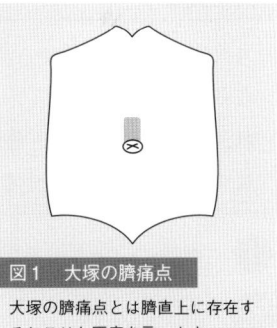

図1 大塚の臍痛点

大塚の臍痛点とは臍直上に存在するしこりと圧痛を言います．

応用	感冒, 扁桃炎, 三叉神経痛, 副鼻腔炎, 肩こり, 急性湿疹, 蕁麻疹, 発熱性の痙攣性疾患, 破傷風
名医の論説	〔百々漢陰・鳩窓〕葛根湯は, 主治の通り, 無汗, ただ背中首すじの処, つかみつくように凝りがあって, 悪風の強き者に用いる. (『梧竹樓方函口訣』) 〔吉益東洞〕葛根湯, 項背強急し, 発熱, 悪風し, 或いは喘し, 或いは身疼痛する者を治す. (『方極』) 〔尾台榕堂〕葛根湯は, 項背強急を主治するのである. 故に驚癇 (痙攣性疾患), 破傷風, 産後の感冒, 突然にくる痙攣, 痘瘡初起等の角弓反張, 目をつり上げての痙攣, 身体強直する者を治す. (『類聚方廣義』)

葛根湯の要点

自覚症状 発熱, 頭痛, 悪風, 肩こり, 無汗
他覚症状 浮脈 (軽く圧迫してよく触れるが, 強く圧迫すると脈が触れにくい)
[腹証] 臍の上のしこりと圧痛 (大塚の圧痛点, 図1), 腹力は中等度

3

痙の病たる, 胸満, 口噤し, 臥して席に著かず. 脚攣急し, 必ず齘齒す. 大承気湯を与うべし.

大承気湯方

大黄四両, 酒にて洗う. 厚朴半斤, 炙り, 皮を去る. 枳実五枚, 炙る. 芒硝三合. 右四味, 水一斗を以て, 先ず二物を煮て, 五升を取りて, 滓を去り, 大黄を内れ, 煮て二升を取り, 滓を去り, 芒硝を内れ, 更に火に上せ一二沸し, 分温再服す. 下を得れば服するを止む.

注 齘齒は, 歯ぎしりのこと.

解説 痙病で, 胸満, 口噤し, 後弓反張のため, 上向きで寝ても, 背中が床につかず, 下肢はひきつれて歯ぎしりする時は, 大承気湯を与えるべきである, というのが大意です. 次の症例は江戸時代の津田玄仙という医師が大承気湯を破傷風に応用したものです.

「オヨ子という女，山で足に竹が刺さり出血した．竹を抜いても強い疼痛があったが，浜へアサリを採りに行って家に帰った．その夜，頭痛，悪寒，大熱が出現した．翌日，私（津田玄仙）は往診した．脈は大洪数で，顔面は朱のように赤い．私は痓病であろうと診断し李東垣の全生活血湯を2，3服用いたが効果はなかった．反って意識がなくなり，歯を食いしばって身体をそり反らせている．私は大承気湯を1服与えてやや改善し更に1服を与え大いに症状は改善した．翌日の朝，薬を取りに来ないので，私は死亡したかと思ったが，昼頃に家人がやって来て，すっかり治ったと言う．」（津田玄仙『療治経験筆記』）

応用 便秘症，急性腸炎，精神疾患，破傷風

名医の論説
〔吉益東洞〕大承気湯，腹堅満し，或いは下利臭穢，或いは燥屎ある者を治す．（『方極』）
〔浅田宗伯〕大承気湯は，胃実（便秘）を治療するのが目的の薬剤であるが，承気は則ち順気の意味で，気の凝結が甚だしい者に活用することがある．当帰を加えて発狂を治し，乳香を加えて痔瘻を治し，人参を加えて胃気を鼓舞し，四逆湯に合方して温下するような妙用や変化が多い．（『方函口訣』）

大承気湯の要点

自覚症状 便秘，腹満，発汗，息切れ
他覚症状 遅脈（1回の呼吸の時間に脈拍が3回以下のもの）
　　　　　　［腹証］腹力は充実，腹部膨満

湿家，身煩疼す，麻黄加朮湯を与うべし．其の汗を発するを宜しとなす．慎んで火を以て之を攻むべからず．

麻黄加朮湯方

麻黄三両，節を去る．桂枝二両，皮を去る．甘草一両，炙る，杏仁七十箇，皮尖を去る．白朮四両．
右五味，水九升を以て，先ず麻黄を煮て，二升を減じ，上沫を去り，諸薬を内れ，煮て二升半を取り，滓を去り，八合を温服す．覆いて微しく汗に似たるを取る．

解説 湿の病に罹って身体が煩わしく痛むものは，麻黄加朮湯を与えて，発汗させるのがよい，火で攻める治療をしてはいけない，というのが大意です．症例は大塚敬節先生の参考文献を参照して下さい．

応用 神経痛，関節炎．その他急性腎炎や蕁麻疹などに用いた報告がある．

名医の論説 〔浅田宗伯〕麻黄加朮湯は，風湿（関節リウマチ）の初期に発汗させて治療する薬である．歴節（関節炎）の初期にも麻黄加朮湯で発汗させて治療するべきである．脈は浮緩であるけれども，身煩疼を目的とするのである．もし一段症状の重い者は越婢加朮湯でよい．（『方函口訣』）

参考文献 大塚敬節：症候による漢方治療の実際，438頁，南山堂，1988

5

病者，一身尽く疼み発熱し，日晡所に劇しき者，風湿と名づく．此の病，汗出でて風に当るに傷られ，或いは久しく冷を取るに傷られて致す所なり．麻黄杏仁薏苡甘草湯を与うべし．

麻黄杏仁薏苡甘草湯方

麻黄，節を去る，半両，湯泡す．甘草一両，炙る．薏苡仁半両，杏仁十箇，皮尖を去り，炒る．
右，麻豆大に剉み，毎服四銭ヒ，水盞半にて，八分煮て，滓を去り，温服す．微汗有り，風を避く．

注 日晡所は，午後4時頃，日暮れ．

解説 病人が，身体中が痛み発熱し，日暮れ頃になるとひどくなる病気を風湿と名づける．この病気は，汗が出ている時に風に当って，冒され，あるいは長い間，身体を冷やした結果として起こり，治療は麻黄杏仁薏苡甘草湯を与えるべきである，というのが大意です．麻黄杏仁薏苡甘草湯は麻杏薏甘湯とも言われ，夕方，体温が上昇して，関節や筋肉が腫れて痛みが生ずるものに用います．私は，疣の治療に応用しています．

痙湿暍病の脈と証

症例 疣に麻杏薏甘湯．4歳，女子．手背に直径2〜4mmの多数の疣（右手背に14個，左手背2個）があり，漢方治療を希望して199X年6月13日，当院初診．麻杏薏甘湯エキス4gを与え，約3ヵ月後の9月9日，来院して，疣はきれいに治っていた．
〔森由雄治験〕

応用 神経痛，関節リウマチ，疣．その他急性腎炎，慢性腎炎，肺化膿症などに用いた報告がある．

名医の論説 〔浅田宗伯〕麻杏薏甘湯は，風湿（関節リウマチ）が広がって痛みが生じている者を治す．この症状は，風湿の邪気が皮膚にあって，まだ病変が関節に広がらない時に，発熱や身体が痛むだけである．この薬で強く発汗させるべきである．もしも，その症状が一段重い者は，『名医指掌』の薏苡仁湯で治療する．もしも発汗した後にも，病気が治らないで，病邪が関節に集まって，痛みと熱がひどい場合には，当帰拈痛湯がよい．また，ある男子で身体中に疣が，数百個生じて痛む者はこの方を与えるとすぐ治る．(『方函口訣』)

参考文献 矢数道明：臨床応用漢方処方解説，584頁，創元社，1979

麻杏薏甘湯の要点

自覚症状 発熱，関節痛，筋肉痛，夕方に症状が悪化，疣

6 風湿，脈浮，身重く汗出で悪風する者，防已黄耆湯之を主る．

防已黄耆湯方

防已一両，甘草半両，炒る．白朮七銭半，黄耆一両一分，蘆を去る．
右，麻豆大に剉み，毎抄五銭匕，生姜四片，大棗一枚，水盞半にて，八分に煎じ，滓を去り，温服す．良久しくして再服す．喘する者は，麻黄半両を加う．胃中不和の者は，芍薬三分を加う．気上衝する者は，桂枝三分を加う．下に陳寒有る者は，細辛三分を加う．服して後，当に虫の皮中を行くが如くなるべし．腰より下，冰の如し．後被上に坐し，又一被を以て腰以下に繞い，温めて微しく汗せしむれば差ゆ．

解説 風湿の病気で，脈が浮で，身体が重く汗が出て悪風する者は，防已黄耆湯の主治である，というのが大意です．防已黄耆湯は，虚証に用いる薬方で，身体の表面に水毒があり，水太りの体質で汗をかきやすい人に用います．また，色白で筋肉が柔らかく，尿の少ない人にも用います．

ヘベルデン結節に防已黄耆湯．千葉県から来院した60歳の女性．両手のヘベルデン結節の疼痛がひどいため漢方治療を希望して，外来を受診．脈は弦，腹証はやや軟で，水っぽい印象を得た．防已黄耆湯エキスを与えた．2週間毎に外来で診察すると，日に日に手の痛みは改善し，4週目で，ほとんど疼痛はなくなった．6ヵ月服用して，近医に紹介状を書き，治療を終了とした．〔森由雄治験〕

変形性膝関節症に防已黄耆湯加麻黄．68歳，女性．199X年9月1日，腰痛と両膝の疼痛のために当院を受診した．西洋医学的診断は変形性膝関節症である．汗かきで肥満して水っぽい皮膚をしている．防已黄耆湯エキスを投与した．2週間服用して全く変化ないという．煎じ薬で防已黄耆湯を投与した．2週間服用して全く疼痛は改善しない．もう少し実証なのではないかと考えて，防已黄耆湯加麻黄（麻黄4）を投与したところ，腰と膝の疼痛はうそのように改善した．〔森由雄治験〕

顎関節症に防已黄耆湯．52歳，女性．最近，口を開けると顎関節に痛みがあり，口が開けにくい，口を開けるとゴキッという音がする．歯科医を受診し顎関節症と診断された．200X年4月4日，漢方治療を求めて受診．水太りのタイプでやや肥満している．防已黄耆湯を処方して数日して，開口時の顎関節の痛みは改善し，口が開けにくい症状もよくなったと言う．半年服用して良好な経過である．変形性

痙湿暍病の脈と証

膝関節症に防已黄耆湯(ぼういおうぎとう)が用いられることは，よく知られているが，顎関節症も変形性関節症なので類似した病態と考えて治療したものである．〔森由雄治験〕

| 応用 | 変形性膝関節症，ヘベルデン結節，顎関節症，肥満症，浮腫．その他，慢性腎炎などに用いた報告がある． |

| 名医の論説 | 〔浅田宗伯〕防已黄耆湯(ぼういおうぎとう)は，風湿(ふうしつ)の邪気によって起こる病気で，表が虚(ひょうきょ)している者を治すのである．自然と汗が出て長期間止まらない．皮膚がいつも湿気を帯びている者に効果がある．防已黄耆湯(ぼういおうぎとう)と麻杏薏甘湯(まきょうよくかんとう)には虚実の違いがある．麻杏薏甘湯(まきょうよくかんとう)は，脈浮で汗が出ないで寒けのある者に用いて発汗させるのである．防已黄耆湯(ぼういおうぎとう)は，脈浮で汗が出ていて寒けがある者に用いて少し発汗して治る．即ち，傷寒病(しょうかんびょう)(急性熱病)の時に麻黄湯(まおうとう)と桂枝湯(けいしとう)の違いがあるのと同じである．身体が重いのは湿の邪気のためである．脈浮で汗が出るのは表が虚しているためである．だから麻黄(まおう)を用いて発汗しないで，防已(ぼうい)を用いて湿を除くのである．『金匱要略』で水を治療したり痰飲(たんいん)(水毒)を治療する薬方で防已(ぼうい)を用いているのは，気を上(うえ)に運んで，水を下(した)にめぐらせるのである．薬を服用した後に，患者が虫の行くような，或いは腰より以下が氷のようであると言うが，すべて湿気が下行(かこう)した徴候であると知るべきである．（『方函口訣』(ほうかんくけつ)） |

防已黄耆湯(ぼういおうぎとう)の要点

| 自覚症状 | 色白で水太り（体表の水毒），疲れやすい，下肢に浮腫 |

7 傷寒(しょうかん)，八九日，風湿(ふうしつ)，相搏(あいう)ち，身体(しんたい)，疼煩(とうはん)，自(みずか)ら転側(てんそく)する能(あた)わず，嘔(おう)せず，渇(かっ)せず．脈浮虚にして濇(しょく)の者，桂枝附子湯(けいしぶしとう)之(これ)を主(つかさど)る．若し大便堅(もだいべんかた)く，小便自利(しょうべんじり)の者，去桂加白朮湯(きょけいかびゃくじゅつとう)之(これ)を主(つかさど)る．

> **桂枝附子湯方**
>
> 桂枝四両，皮を去る．生姜三両，切る，附子三枚，炮じ，皮を去り八片に破る．
> 甘草二両，炙る．大棗十二枚，擘く．
> 右五味，水六升を以て，煮て二升を取り，滓を去り，分温三服す．

> **白朮附子湯方**
>
> 白朮二両，附子一枚半，炮じ，皮を去る．甘草一両，炙る．生姜一両半，切る，大棗六枚．
> 右五味，水六升を以て，煮て二升を取り，滓を去り，分温三服す．
> 一服にて身に痺を覚ゆ．半日許りにて復た再服し三服都て尽し，其の人，冒状の如し．怪しむこと勿れ．即ちこれ朮附並びて皮中を走り，水気を逐い未だ除くを得ざるが故のみ．

解説 傷寒に罹って，8，9日経った．風邪と湿邪が一緒になって身体を冒して，痛みが生じ，自分で寝返りができない．嘔気はなく，口渇もない．脈は浮虚で濇の時は桂枝附子湯の主治である．もし患者が，大便が硬く，小便がよく出る場合は，去桂加白朮湯の主治である，というのが大意です．去桂加白朮湯は白朮附子湯とも言われています．桂枝附子湯は，桂枝湯から芍薬を抜いて附子を加えたものです．桂枝湯に類似して，発汗しやすく，疼痛や冷えがあるものに用います．皮膚や表面の痛みには桂枝附子湯，筋肉の痛みには去桂加白朮湯（白朮附子湯），骨の痛みには甘草附子湯を用いるとよい場合があります．

症例 筋肉痛に白朮附子湯．28歳　女性．約2年前の1月よりから全身の関節痛，筋肉痛があり，某大学の膠原病内科受診．関節炎と診断されて，1年で治ると最初は言われたが，治らず症状は続いていた．鎮痛薬を常用している．足を引きずるように歩いていて，走ることはできない状態である．199X年12月，最近，筋肉痛がひどくなり，漢方治療を求めて当院を受診した．脈は沈細，筋肉痛ということで，白朮附子湯を処方した．2週間薬を服用して，7割の症状は改善している．筋肉痛は軽減し，引きずるように歩いていたが，スムーズに歩けるようになり，走ることもできるようになった．同じ処方を続けて現在はほとんど痛みを感じない．〔森由雄治験〕

桂枝附子湯の応用

神経痛，関節リウマチ

白朮附子湯の応用

筋肉痛

参考文献 荒木性次：新古方薬嚢，144頁，方術信和会，1989

桂枝附子湯の要点

- **自覚症状** 身体が悶えて痛み，寝返りできない
- **他覚症状** 浮脈（軽く圧迫してよく触れ，強く圧迫すると脈が触れにくい）
  虚脈（無力な脈で，圧迫すると空虚な感じの脈）

去桂加白朮湯（白朮附子湯）の要点

- **自覚症状** 筋肉痛，大便が硬い，小便がよく出る
- **他覚症状** 浮脈（軽く圧迫してよく触れ，強く圧迫すると脈が触れにくい）
  虚脈（無力な脈で，圧迫すると空虚な感じの脈）

8 風湿，相搏ち，骨節疼煩，掣痛して，屈伸するを得ず．之に近づけば則ち痛み劇しく，汗出でて短気，小便不利，悪風，衣を去るを欲せず，或いは身に微腫する者，甘草附子湯之を主る．

甘草附子湯方

甘草二両，炙る．附子二枚，炮じ，皮を去る．白朮二両，桂枝四両，皮を去る．右四味，水六升を以て，煮て三升を取り，滓を去り，一升を温服す，日に三服す．初め服して微汗を得れば則ち解す．能く食い汗出で，復た煩する者，五合を服すべし．一升の多き者を恐るるものは，六七合服するを妙となす．

解説 風邪と湿邪が一緒になって身体を冒し，骨が疼いて痛み曲げることができない．近づくだけで痛みが激しくなり，汗が出て，呼吸が促迫して，尿も少ない．寒けがあり衣服を脱ぎたくない状態で，時に少し浮腫する者は，甘草附子湯の主治である，というのが大意です．甘草附子湯は，関節が腫れて痛みがひどく，寒けや尿の減少などの症状を有する関節リウマチによく用いられます．桂枝附子湯から甘草附子湯までは『傷寒論』太陽病下編に同様の条文があります．体表の痛みは桂枝附子湯，筋肉の痛みは白朮附子湯，骨の痛みは甘草附子湯を用いています．

症例 関節リウマチに甘草附子湯．60歳，女性．約10年前より，関節リウマチと診断されている．199X年1月13日，知人に紹介されて当院を受診した．手，肘関節の疼痛と腫脹がみられ，変形もみられる．胃腸は弱く，脈は沈細で，腹診では腹力は軟弱である．桂枝芍薬知母湯（附子0.3）（煎薬）と安中散エキスを与えた．1月27日，冷えがあり，疼痛も改善しない．桂枝芍薬知母湯（附子1，烏頭0.3）とした．少しは改善していた．5月9日より，烏頭桂枝湯加朮黄耆とした．経過は一進一退であった．骨の痛みに注目して，翌年1月6日，甘草附子湯（附子1.8）を与えたところ，急に疼痛が改善し，その後3年間服用し，良好な経過であった．〔森由雄治験〕

応用 関節リウマチ，関節炎，神経痛

参考文献 荒木性次：新古方薬嚢, 94頁, 方術信和会, 1989
大塚敬節：漢方の珠玉, 380頁, 自然と科学社, 2000

甘草附子湯の要点

自覚症状 骨関節の激痛, 発汗, 呼吸促迫, 尿減少

---

9 太陽中熱は，暍是れなり．汗出で悪寒し，身熱して渇す，白虎加人参湯之を主る．

白虎加人参湯方

知母六両, 石膏一斤, 砕く, 甘草二両, 粳米六合, 人参三両.
右五味. 水一斗を以て, 米を煮て熟す, 湯成り, 滓を去り, 一升を温服す. 日に三服す.

解説 太陽中熱という病気は，暑気あたりのことである．汗が出て悪寒し，身体が熱くなり，口が渇くのは，白虎加人参湯の主治である，というのが大意です．喝は，日射病，暑気あたりのことです．白虎加人参湯は，身体中に熱が充満した状態で，多量の発汗があり，体液が欠乏して，口渇がひどく大量の水を飲む者に用います．白虎加人参湯の中では石膏が重要な生薬です．

症例 「一男子，年は３４歳．５年前より飲症（水毒）に罹って漢方医や西洋医数人に診察を受けて薬を服用したが，全く改善しない．ある日気分のよい日に近所を散歩していたが，午後になると急に，四肢倦怠，動悸，げっぷがみられ飲食物を嘔吐し，しばらくして下痢した．小便は出なくなり，四肢冷え，転筋，煩渇して水を欲しがり，しゃっくり，心下痞鞕して動悸がした．西洋医２人の治療を受けたがコレラと診断して水薬を続けて服用させたが効果はなく，死に瀕していた．患者の家族は私（渡辺京才）に治療を依頼した．患者は脈は沈微，眼は窪んで，顔色は青黒く，四肢は紫黒色で舌には黄黒色の苔がある．腹満，煩燥，嘔吐，下痢が益々ひどくなった．私は裏熱と診断して大量の白虎加人参湯２貼を与えたところ，少し改善した．１週間続けて服用させたところ，諸症状はかなり改善し３ヵ月で以前の飲症（水毒）の状態まで回復した．」（渡辺京才『和漢医林新誌』）

応用 感冒，日射病，湿疹，糖尿病，夜尿症

名医の論説 〔浅田宗伯〕白虎湯は，邪熱が肌肉の間に広がって，体表面に熱があり，大いに咽が渇いて，脈が洪大あるいは滑数であるものを治す．成無已はこの方を辛涼解散，静粛肌表の薬剤と言って，肌肉の間に散漫して，汗が出ようとして，今一歩出きらないものを，辛涼の薬剤を用いて肌肉の分を静粛してやれば冷えて締まる勢いに，発しかけたる汗の出できるようになるのである．たとえて言えば，糟袋の汁を手にてしめて絞りきってしまう道理なり．これ故に白虎湯は承気湯と表裏の剤にて，同じ陽明の位にても表裏俱熱と言い，あるいは三陽合病と言って，胃実ではなく表へ近き方に用いるのである．

白虎加人参湯，白虎湯の症にして，胃中の津液（体液）が欠乏し，大いに煩渇を発する者を治す．故に大汗出の後か，誤下の後に用う．白虎湯に比すれば，少し裏面の薬である．これをもって表症あれば用いてはいけない．（『方函口訣』）

白虎加人参湯の要点
自覚症状　大汗, 大煩渇, 発熱
他覚症状　洪大脈（脈が来る時は大きく盛んであり，脈の去る時は衰えた感じの脈）

10 太陽中暍，身熱疼重して，脈微弱なるは，此れ夏月冷水に傷られ，水皮中を行るを以て致す所なり．一物瓜蔕湯之を主る．

一物瓜蔕湯方

瓜蔕二十箇．
右剉み，水一升を以て，煮て五合を取り，滓を去り，頓服す．

解説　太陽の中暍（日射病，暑気あたり）で，身体に熱があって重く痛み，脈が微弱であるのは，夏に冷水に傷られたため，水が皮膚の中をめぐるためであり，一物瓜蔕湯の主治である，というのが大意です．一物瓜蔕湯の治験例はほとんどありません．

第2章 百合, 狐惑, 陰陽毒病の脈証并びに治

　この「百合, 狐惑, 陰陽毒病の脈証并びに治」の中で, 狐惑病は, 精神疾患, ベーチェット病に相当します. 百合病や陰陽毒病については詳細は不明です.

　重要な薬方は, 甘草瀉心湯のみですので, 本章では甘草瀉心湯の条文について解説します.

1

狐惑の病たる, 状, 傷寒の如し, 黙黙として眠らんと欲し, 目閉ずるを得ず, 臥起安からず, 喉を蝕するを惑となし, 陰を蝕するを狐となす. 飲食を欲せず, 食臭を聞くを悪み, 其の面目, 乍ち赤く乍ち黒く乍ち白し. 上部を蝕すれば則ち声喝す, 甘草瀉心湯之を主る.

甘草瀉心湯方

甘草四両, 黄芩, 人参, 乾姜各三両, 黄連一両, 大棗十二枚, 半夏半升. 右七味, 水一斗にて, 煮て六升を取り, 滓を去り再煎す. 一升を温服す. 日に三服す.

解説　狐惑の病というのは, その病状が傷寒に似ていて黙々として眠ろうとするが, 目を閉じることはできず, 起きてもいられない. 喉に潰瘍の生ずるものを惑といい, 陰部に潰瘍の生ずるものを狐という. 飲食を欲しない. 食物の臭いも嫌い, 顔は赤くなったり黒くなったり白くなったりする. 身体の上部が病邪に冒されると声がかすれるのは, 甘草瀉心湯の主治である, というのがこの条文の大意です. 狐惑病は, 精神疾患, ベーチェット病に相当すると考えられています.

症例「近江の国，大津の人が，中神琴渓先生を訪ねて言うには，許嫁のある16歳の娘が奇妙な病気にかかり，毎夜11時に家人が熟睡するのを待って，ひそかに起きてすばらしい舞を舞い，早朝には舞をやめて寝てしまう．朝になると普段と同じように飲食をする．娘にこのことを話すと驚き，話を信用しない．狸か狐に惑わされたのか分からず，これが知れると縁談が壊れてしまうので，加持祈祷を行ってみたが効果はなかった．そこで，こうして中神琴渓先生の助けを求めて訪ねてきた．琴渓先生は，これは狐惑の病であろうと言い，往診してみると確かに狐惑の病であった．そこで，甘草瀉心湯を与えたところ，数日で治癒し，その後結婚して子供ができた．」（中神琴渓『生生堂治験』）

症例「麻布相模殿橋に住む福地佐兵衛の妻，年齢25歳．産後数ヵ月下痢が続いている．心下痞鞕があり，食欲はなく，口の中には口内炎ができている．両眼は赤く腫れ，脈は虚数．羸痩甚だしい．甘草瀉心湯を与え，数十日服薬したところ下痢は止み，すべての症状は治癒した．」（浅田宗伯『橘窓書影』）

応用 急性腸炎，精神疾患，ベーチェット病，口内炎

名医の論説
〔吉益東洞〕甘草瀉心湯，半夏瀉心湯証（心下痞鞕し腹中雷鳴の者を治す）にして心煩し安きを得ざる者を治す．（『方極』）
〔浅田宗伯〕甘草瀉心湯は，胃中不和（胃の働きが低下し腹部のつかえが生ずる）の下痢を主とす．故に，消化しないで，お腹がゴロゴロ鳴る（雷鳴）下痢が使用目的である．もし消化しないで，お腹のゴロゴロがなく（雷鳴なく）下痢をするならば，理中湯，四逆湯の適応である．（『方函口訣』）

甘草瀉心湯の要点

自覚症状 雷鳴下痢（お腹がゴロゴロ鳴る下痢），お腹のつかえ，陰部潰瘍
他覚症状 ［腹証］心下痞鞕（図2）

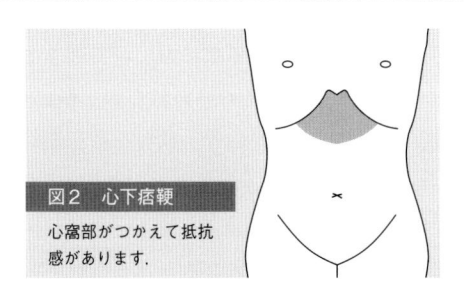

図2 心下痞鞕
心窩部がつかえて抵抗感があります．

第3章　瘧病の脈証并びに治

　瘧病は，現代ではマラリアに相当する病気と考えられます．白虎加桂枝湯，柴胡桂枝乾姜湯が重要な処方です．

1

温瘧は，其の脈平の如く，身に寒無く，但だ熱し，骨節疼煩，時に嘔す．白虎加桂枝湯之を主る．

白虎加桂枝湯方

知母六両，甘草二両，炙る，石膏一斤，粳米二合，桂枝皮を去る，三両．
右剉み，毎五銭，水一盞半にて，煎じて八分に至り，滓を去り，温服す．汗出づれば愈ゆ．

解説　温瘧は，その脈が平のようで，身体に寒はなく，ただ熱があり，骨関節が痛み，時々吐き気がある．そのような病態は白虎加桂枝湯の主治である，というのが大意です．白虎湯は，発熱，多量の発汗，口渇，脈洪大が特徴的な症状です．白虎加桂枝湯は白虎湯証に表証（頭痛，発熱などの症状）を伴っている病状に用いられます．

症例　5歳，男子．発熱，口渇を主訴として初診．199X年8月16日夕方より，39度の発熱．17日朝は平熱となり，夕方より，再び39度になる．18日，19日，ともに朝は平熱となり，夕方より，再び38度から39度に発熱する．19日夕方，38.5度の発熱があると訴えて，当院を受診．悪寒や咳嗽，鼻水などはない．口渇を訴えて，水分をたいへん欲しがる．発汗や便秘はない．顔は赤い．舌質，紅．舌苔，薄白苔．脈診洪大．腹診は腹部は軟，特別な所見はない．白虎湯証で表証があると判断した．白虎加桂枝湯（煎薬）を与え，8月20日，解熱してほとんどの症状は改善した．〔森由雄治験〕

症例	「深川，小木曽氏宅に住む長谷川文太郎，身体にかがり火をたくような高熱を発して，関節が痛み，ひどい口渇で水を飲み，大量の発汗があり，脈は洪，数である．某医師は暑疫と診断して治療したが症状は益々ひどくなった．私（浅田宗伯）が診るところでは，高熱は一定の時間になると生じ，疼痛は身体を折るように痛む．口渇はひどく，しばらくすると流れるように発汗する．夕方になると熱は下がり，汗も減り，少し落ち着いた状態となる．初めから悪寒がないので某医師は瘧（マラリア様の病気）の発熱であることが分からなかったのであろう．私は温瘧と診断して白虎加桂枝湯を用いた．3日して発熱はなくなり瘧の症状はなくなった．ただ脈の数が回復しない．身体は微かに痛み，食欲はないので参胡芍薬湯を与えて全治した．」（浅田宗伯『橘窓書影』）
応用	マラリア，感冒，アトピー性皮膚炎．その他関節炎などに用いた報告がある．
名医の論説	〔吉益東洞〕白虎加桂枝湯，白虎湯証にして上衝する者を治す．（『方極』） 〔浅田宗伯〕白虎加桂枝湯は，温瘧を治す．温は温病の温と同じく悪寒なくして熱するのを云う．この病気は，骨節煩疼が目的で，肌肉の間に散漫する邪が骨節まで迫り，発汗しないで，いらいらして痛む（煩疼）ために，辛涼解散の剤に桂枝を加えて，体表に達する力を強くするのである．他の病気で，上衝して頭痛など劇しき者にも効果がある．（『方函口訣』）
参考文献	荒木性次：新古方薬囊，163頁，方術信和会，1989

白虎加桂枝湯の要点

自覚症状	のぼせ，頭痛，大汗，大煩渇，発熱
他覚症状	洪大脈（脈が来る時は大きく盛んであり，脈の去る時は衰えた感じの脈）

2 柴胡桂姜湯，瘧，寒多く，微しく熱有り，或いは但だ寒して熱せざるを治す．

柴胡桂姜湯方

柴胡半斤，桂枝三両，皮を去る．乾姜二両，栝楼根四両，黄芩三両，牡蛎三両，熬る，甘草二両，炙る．
右七味，水一斗二升を以て，煮て六升を取り，滓を去り，再煎して三升を取り，一升を温服す．日に三服す．初め服して微煩し，復た服して汗出づれば便ち愈ゆ．

解説 柴胡桂姜湯は，瘧（マラリア）で，身体に寒が多く，微し熱があったり，あるいは，身体にただ寒があって，熱がない状態を治療することができる，というのが大意です．柴胡桂姜湯は，柴胡桂枝乾姜湯とも言われ，虚証で，熱性疾患で病状がこじれた場合，寒け，咳嗽，口渇があり，上半身に発汗がある場合などに用いられます．

症例 63歳のやや痩せた男性．夜，寝汗がひどい，寝るとすぐ汗でびっしょりになるので，何回も下着を着替えて，一晩で，着替えた下着と寝間着で，蒲団の脇には洗濯物の山ができるという．脈は沈，細，腹診では腹部は軟弱であり，右に軽度の胸脇苦満があり，臍傍に動悸もある．柴胡桂姜湯加黄耆茯苓を与えたところ，徐々に寝汗は改善し，4週間で寝汗はほぼ消失した．〔森由雄治験〕

応用 こじれた感冒，寝汗，気管支炎，肺結核，慢性肝炎．その他マラリアなどに用いた報告がある．

名医の論説 〔浅田宗伯〕柴胡桂枝乾姜湯は，結胸*の類症にして，水飲心下に微結して小便利せず．頭に汗が出る者を治す．この症，骨蒸（肺結核）の初期，感冒から引き続いてこの症を表す者が多い．（『方函口訣』）

＊結胸は病邪が胸の中で固まって心窩部が痛み按圧すると硬く張っている状態をいう．

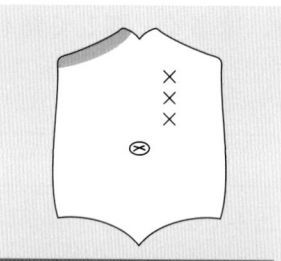

図3 柴胡桂枝乾姜湯の腹証

腹部は軟弱で，軽度の胸脇苦満，腹部大動脈の拍動亢進があります．

柴胡桂枝乾姜湯の要点

自覚症状 口渇，頭部発汗，往来寒熱，いらいら

他覚症状 ［腹証］軽度の胸脇苦満，腹部大動脈の拍動亢進，腹診では腹部は軟弱（図3）

第4章　中風,歴節病の脈証并びに治

　中風とは脳血管障害のことを意味し,歴節病とは関節リウマチなどの関節疾患のことです.
　中風(脳血管障害)の虚証は白朮附子湯,実証は,古今録験の続命湯,防已地黄湯,風引湯を用います.頭痛や眩暈があれば侯氏黒散を用います.
　歴節病の虚証には桂枝芍薬知母湯を用い,実証には千金方の越婢加朮湯,陰証には烏頭湯を用います.

1　侯氏黒散,大風四肢煩重,心中悪寒不足の者を治す.

侯氏黒散方

菊花四十分,白朮十分,細辛三分,茯苓三分,牡蛎三分,桔梗八分,防風十分,人参三分,礬石三分,黄芩五分,当帰三分,乾姜三分,川芎三分,桂枝三分.
右十四味,杵きて散となし,酒にて方寸匕を服す.日に一服す.初め服すこと二十日,温酒にて調服し,一切魚肉大蒜を禁ず,常に宜しく冷食すべし.六十日に止むときは,即ち薬積り腹中に在りて下らず.熱食すれば即ち下る.冷食して自ら能く薬力を助く.

解説　侯氏黒散は大風(脳卒中)で四肢が重く,心中に悪寒を感じ,陽気が不足する者を治す,というのが大意です.浅田宗伯は,中風(脳卒中)で頭痛や眩暈(めまい)がひどい者に効果があると述べています.

症例　「川路敬齊，脳卒中による片麻痺を患うこと１，２年．発病の初期よりはやや諸症状は改善した．ある日，突然発熱して激しい頭痛と顔面は紅潮して脈は孔である．嘔吐し食欲はなく口からよだれを流している．尾台榕堂が診察して外感（感冒）と診断した．柴胡桂枝湯加石膏を与えたが，頭痛と嘔吐は益々激しくなったので大柴胡湯に転方した．しかし，効果はなかった．私（浅田宗伯）が診察したところ，この病気は中風（脳卒中）の再発である．病は頭の中に在り，早く治療しなければ，麻痺は左右全身に及ぶであろう．川路敬齊は私の診断に同意して，侯氏黒散料を数日服用させたところ頭痛嘔逆は止んだ．侯氏黒散料を連続して服用して，病状は回復し気分もよくなり，詩や和歌を作り，書を書くこともできるようになった．」（浅田宗伯『橘窓書影』）

応用　脳血管障害後の頭痛，その他統合失調症，脳梗塞，関節リウマチ，顔面神経麻痺，三叉神経痛，内耳性眩暈，高血圧症，高脂血症などに用いた報告がある．

名医の論説　〔浅田宗伯〕侯氏黒散は，多味繁雑なれども，中風の頭痛，眩暈の甚しい者に効あり．川路左衛門尉が偏枯（脳卒中）を患い，慢性期になって，頭痛が甚しく，昼夜に呻吟して眠ることができない．多くの医師は為す術がなかった．私（浅田宗伯）はこの方を与えて即効を得たことがある．また先輩の辻本氏がしばしばこの方を用いるのを見た．（『方函口訣』）

侯氏黒散の要点

自覚症状　脳血管障害後の頭痛，眩暈

2　風引湯，熱癱癇を除く．

風引湯方

大黄，乾姜，竜骨各四両，桂枝三両，甘草，牡蛎各二両，寒水石，滑石，赤石脂，白石脂，紫石英，石膏各六両．
右十二味，杵きて麤く篩い，韋嚢を以て之を盛り，三指で撮み取り，井花水三升にて，煮て三沸し，一升を温服す．

中風, 歴節病の脈証并びに治

解説 風引湯は, 熱性の痙攣性疾患を治療できる, というのが大意です. 癱は身体を動かすことができない病気で, 脳卒中などを意味します. 癇は痙攣などの神経疾患を指します. 韋囊は, なめし革でできた袋のことです. 井花水は, 明け方一番早く汲み上げた井戸水の意味です. 風引湯は, てんかんや小児の熱性の痙攣性疾患に用います. 処方の中に大黄と石膏が含まれていますので, 実証に用います. 浅田宗伯は熱癱癇を中風（脳卒中）の実証と理解していたようです.

症例 「管沼織部正の老婦人, 名前は千代野, 年齢70余歳. ある日突然に倒れ, 顔面神経麻痺, 左片麻痺と激しい頭痛が生じた. 顔面は赤く, 舌は強ばって言葉を発することができない. 便秘して, 腹裏拘急, 心下に動悸がある. 私（浅田宗伯）は熱癱癇の正証と診断し, まず風引湯を与えてから柴胡加竜骨牡蛎湯去鉛丹加釣藤芍薬羚羊角を与え3日間で諸症状は改善し, 歩行することができるようになった. ただ言語障害は急には改善せず, この処方を100余日間服用して, 舌はわずかに改善した.」（浅田宗伯『橘窓書影』）

応用 脳血管障害, てんかん, 小児の熱性の痙攣性疾患. その他重症筋無力症などに用いた報告がある.

3 防已地黄湯, 病狂状の如く, 妄行独語, 休まず, 寒熱無く, 其の脈浮なるを治す.

防已地黄湯方

防已一分, 桂枝三分, 防風三分, 甘草二分.
右四味, 酒一盃を以て之を浸すこと一宿, 絞りて汁を取り, 生地黄二斤, 㕮咀して, 之を蒸すこと斗米飯の久しきが如く, 銅器を以て其の汁を盛り, 更に地黄汁を絞り, 和し分ちて再服す.

解説 防已地黄湯は, 精神病のように, やたら動き回って, ぶつぶつ独り言を言い, 身体に, 寒も熱もなく, 脈が浮である者を治す, というのが大意です.

症例 「ある老婦人が, 顔面と手足に少し浮腫があり, 心が楽しくなく, 人に会うと泣きながら嘆き悲しむ. 他に症状はない. 防已地黄湯を用いて全治した.」（浅田宗伯『方函口訣』）

応　用　神経症．その他関節リウマチ，統合失調症などに用いた報告がある．

名医の論説　〔浅田宗伯〕防已地黄湯は，老人男女ともに年老いて妄語，狂走する者を治す．『金匱要略』の中風（脳卒中）に属してあれども，これは失心風（精神疾患）の類ともいうべきである．（『方函口訣』）

4

諸肢節疼痛，身体尪羸，脚腫れ脱する如し，頭眩，短気し，温温として吐せんと欲するは，桂枝芍薬知母湯之を主る．

桂枝芍薬知母湯方

桂枝四両，芍薬三両，甘草二両，麻黄二両，生姜五両，白朮五両，知母四両，防風四両，附子二両，炮ず．
右九味，水七升を以て，煮て二升を取り，七合を温服す，日三服す．

解説　身体中の関節が痛み，身体はやせて，下肢はひどく腫れ，めまいや息切れがして，むかむかして吐きたい状態の時は，桂枝芍薬知母湯の主治である，というのが大意です．桂枝芍薬知母湯は，長期間にわたって経過した関節リウマチの患者に用いる場合が多く，身体中の関節の腫脹と疼痛が慢性に経過して，冷えを訴える者に用います．

症例　66歳，女性．約20年前（46歳）より，関節リウマチと診断されている．現在は膝関節の疼痛と腫脹があり，手，肘関節の疼痛と腫脹がみられ，変形がある．199X年10月22日，当院初診となる．脈は沈細，腹力は軟弱．桂枝芍薬知母湯加薏苡仁（附子0.5）を与えた．約1年間は鍼灸を併用した．約8年間服用中である．膝関節の腫脹は不変であるが，疼痛は改善している．〔森由雄治験〕

症例　「幕府監察，岡部三右衛門，長州征討の命令を受けて，芸州口にいた時，歴節風（関節リウマチ）を患った．病院に入院して医師の治療を受けて数十日経っても効果はなかった．乗物に乗って大阪にやってきて私（浅田宗伯）の診察を受けた．手足の関節は疼痛と大きく腫脹して屈伸することができない．起きて座ることもできない．筋肉は枯れた柴のようで廃人の如くである．桂枝加芍薬知母湯を与えたところ，数日で疼痛は減じ関節の腫脹もなくなった．自由に起きたり座ったりすることができるようになり，十数日で勤めに出ることができるようになった．その後，時々発熱

があり少し疼痛を生じる．湿熱の余熱と考え当帰拈痛湯を与えて全治した．」(浅田宗伯『橘窓書影』)

応用	関節リウマチ，関節炎．その他痛風性関節炎，坐骨神経痛，多発性筋炎などに用いた報告がある．

名医の論説	〔浅田宗伯〕桂枝芍薬知母湯は，身体が木の瘤のようになると云うのが目的で，歴節（関節炎）が数日経って，関節が木の瘤のように腫れて，両脚には少し浮腫があって，だるく，疼痛のために逆上して頭眩乾嘔などする者を治す．また腰痛，鶴膝風（関節リウマチ）にも用いる．（『方函口訣』）

桂枝芍薬知母湯の要点

自覚症状	関節の木の瘤のような腫れ，関節痛，眩暈，息切れ

5　歴節を病み，屈伸すべからず，疼痛するは，烏頭湯之を主る．

> 烏頭湯方，脚気疼痛して，屈伸すべからざるを治す
> 麻黄，芍薬，黄耆各三両，甘草炙る，川烏五枚，咬咀し，蜜二升を以て，煎じて一升を取り，即ち烏頭を出す．
> 右五味，四味を咬咀し，水三升を以て，煮て一升を取り，滓を去り，煎中に蜜を内れ，更に之を煎じて，七合を服す，知らざれば尽く之を服す．

解説　歴節病（関節リウマチ）で，屈伸することができず，痛むのは，烏頭湯の主治である，というのが大意です．烏頭湯は関節リウマチで，寒の症状がひどく，関節の腫脹と疼痛があり，四肢の屈伸ができない者に用います．烏頭が最も重要な生薬で，甘草を多く用いた方がよい効果が得られます．浅田宗伯は，烏頭湯は甘草の分量が少なかったり，蜜を加えなかったりすると効果はない，と述べています．

症例「駒込村の水越利栄の妻，年齢40歳．脳卒中になり，右半身麻痺と疼痛の症状がある．笹山道山医師は大続命湯を投与したが，少しも効果がない．よって，山田業広医師に往診を依頼した．山田業広医師が診察するに，疼痛に着眼して『金匱要略』の烏頭湯を与えたところ，遂に疼痛は治癒した．」（山田業広『井見集』）

応用 坐骨神経痛，種々の神経痛，関節リウマチ，その他三叉神経痛，腸閉塞，月経困難症，子宮脱などに用いた報告がある．

名医の論説
〔浅田宗伯〕烏頭湯は，歴節（関節リウマチ）の劇症に用いて速効あり．また白虎風（関節炎）の劇しい疼痛にも用いる．「屈伸することができない」と云うのが目的である．一婦人，肘の痛みがひどくて屈伸することができない，昼夜に号泣して，多くの医師が治療を尽くしたが効果なかった．私（浅田宗伯）は，烏頭湯を用いたところすぐに治療することができた．また腰痛が数年止まないで，佝僂（せむし）のようになりかけた者を，中川良哉医師が烏頭湯を用いて腰に芫菁膏を貼って全治した．（『方函口訣』）
〔吉益東洞〕烏頭湯，骨節疼痛して屈伸すべからず，若しくは自汗或いは盗汗，若しくは腹絞痛する者を治す．（『方極』）

烏頭湯の要点

自覚症状 強い寒の症状，関節の腫脹と疼痛，四肢の屈伸不能

6 古今録験の続命湯，中風痱，身体自ら収むること能わず，口言う能わず，冒昧にして痛む処を知らず，或いは拘急して転側するを得ざるを治す．

古今録験の続命湯方
麻黄，桂枝，当帰，人参，石膏，乾姜，甘草各三両，芎藭一両，杏仁四十枚．右九味，水一斗を以て，煮て四升を取り，一升を温服し，当に小しく汗すべし．薄く脊を覆いて，几に憑りて坐す．汗出づれば則ち愈ゆ．汗せざれば更に服す．禁ずる所無し．風に当る勿れ，并びに但伏して臥するを得ず，欬逆上気，面目浮腫を治す．

解説 古今録験の続命湯は，脳卒中などで，身体の自由がきかず，言語障害，めまい，痛覚障害や，四肢がひきつれて，寝返りができない状態を治療できる，というのが大意です．続命湯は，実証の脳卒中に用います．また，生薬の構成から見ると，続命湯の中には，麻黄湯や麻杏甘石湯を含んでいますので，気管支喘息に用いる場合もあります．麻黄と人参は，血糖降下作用があり，糖尿病にも用います．

症例 「郡山侯の家臣，北条弥一右衛門，年齢70余歳．ある日，肩背が強く痛み，時に肘も痛みを覚える．右の肩背がさらにひどく痛むので按摩の治療を受けた時に言葉のロレツが回らなくなり右半身の麻痺が出現した．家人は驚いて，某医師の治療を受け，薬を服用すること4, 5日で落ち着いていた．私（浅田宗伯）が診察すると腹証は異常なく，飲食も変わりない．他に苦しむ所はない．ただ右脈が洪盛であるのみ．『金匱要略』の続命湯を与え4, 5日して言葉は滑らかになり片麻痺も少し改善した．脈の偏りもなく，杖で歩行ができるようになった．その後，千金小続命湯を与えて全治した．」(浅田宗伯『橘窓書影』)

症例 一過性脳虚血発作に続命湯．64歳，男性．高血圧症，C型肝炎，胆石症の既往歴がある．199X年5月3日，庭で花に水をやっている時，くらくらとして，周囲がぐるぐると回りだした．その時，左足が突然動かなくなり，自分の思うところに動かすことができなかった（約7分間）．すぐに，近くの病院を受診して，血圧は220/100であった．左の手足に力が入らない．全身の痙攣があり，痙攣の後，しびれがあり吐き気と嘔吐が出現した．一過性脳虚血発作の診断で5日間入院した．5月31日，頭痛と身体が重いという症状で漢方薬の治療を求めて受診した．腹診では腹力は中等度から実証である．血圧は160/70である．実証であるので続命湯を処方した（別にテノーミン50mgを服用している）．6月7日，頭痛は消失．身体もだいぶ軽くなった．その後，頭痛はなく再発もなく良好な経過である．〔森由雄治験〕

症例 糖尿病に続命湯．62歳，男性．某公立病院で糖尿病を指摘され，食事療法を受けている．西洋医学の薬の服用を拒否して，200X年3月12日，糖尿病の漢方治療目的で来院した．HbA1c 6.7，血糖140，尿糖陽性，尿タンパク陰性．脈は弦．腹診では腹部は充実して，実証と診断した．他の腹証はない．続命湯（煎薬）で処方した．1年後，HbA1c 5.8，血糖113，尿糖陰性，尿タンパク陰性．2年後，HbA1c 5.8，血糖118，尿糖陰性．尿タンパク陰性で良好な経過である．〔森由雄治験〕

応用 脳血管障害，顔面神経麻痺，糖尿病，気管支喘息．その他急性脊髄炎などに用いた報告がある．

名医の論説	〔浅田宗伯〕続命湯は，片麻痺を生ずる脳血管障害（偏枯）の初期に用いて効果がある．その他，産後で感冒にかかり，身体が疼痛する者，或いは関節リウマチ（風湿）で体内深く（血分）に進行して疼痛が止まらない者，又は後世方の五積散を用いる症で熱の勢が劇しい者に用いるべきである．（『方函口訣』）

続命湯の要点

実証の脳血管障害，糖尿病，気管支喘息

7 崔氏の八味丸，脚気，上りて少腹に入り不仁するを治す．

崔氏の八味丸方

乾地黄八両，山茱萸，薯蕷各四両，沢瀉，茯苓，牡丹皮各三両，桂枝，附子炮じ，各一両．
右八味，之を末とし，煉蜜にて和し梧子大に丸じ，酒にて十五丸を下し，日に再服す．

解説 崔氏の八味丸は，下肢の病気で，下肢から上って下腹部に入り麻痺するのを治す，というのが大意です．八味丸は，八味地黄丸または八味腎気丸とも呼ばれ，漢方医学的な腎（腰，泌尿器，生殖器を含む）の虚した病状を補う薬方です．腎虚によって生ずる，腰痛，インポテンツ，尿閉，頻尿，尿失禁などに用います．八味丸の腹証としては，臍下不仁（臍下丹田に力の抜けている状態）**(図4)**，少腹拘急（下腹部の腹直筋が突っ張っている状態）**(図5)** があります．また，処方の中には地黄が含まれていますので，胃腸虚弱の人には用いない方がよいでしょう．

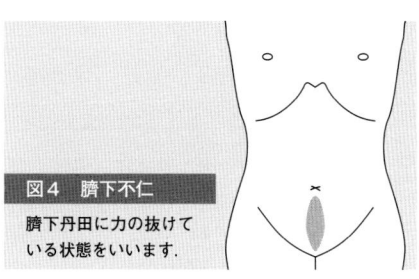

図4 臍下不仁
臍下丹田に力の抜けている状態をいいます．

| 症例 | 脊髄腫瘍の術後の下肢疼痛に八味地黄丸料．50歳，男性．199X年1月11日初診．約3年前に某大学病院で脊髄腫瘍の手術を受けた．術後に両大腿から下腿の内側に広範な部位に疼痛としびれが残ってしまった．脈は沈で尺脈が弱く，腹証は臍下不仁が見られた．八味地黄丸料(附子0.5)を処方した．2週間服用して，疼痛としびれの面積は著明に改善して，疼痛は3割程度残るのみとなった．以前は，坂の上にある自宅まで歩くことができず，駅からタクシーを利用していたが，漢方薬を服用してからは，ゆっくりであれば自宅まで坂道を歩いて帰ることができるようになったという．附子を徐々に増量して2g程度までにした．約1年2ヵ月服用して，良好な経過であったが，関西の田舎に転居した．〔森由雄治験〕 |

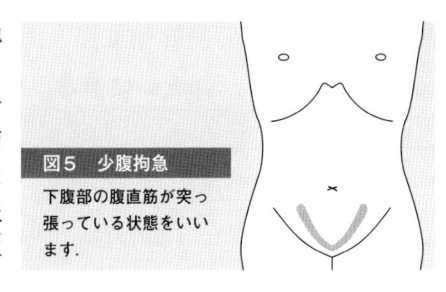

図5 少腹拘急
下腹部の腹直筋が突っ張っている状態をいいます．

| 応用 | 腰痛，不妊症，尿閉，尿失禁，白内障，前立腺肥大症，糖尿病．その他気管支喘息，高血圧症，慢性腎炎などに用いた報告がある． |

| 名医の論説 | 〔浅田宗伯〕八味地黄丸は，もっぱら下腹部以下の病気を治療することができる．故に『金匱要略』の，少腹不仁，或いは小便自利，或いは転胞*に運用する．又，虚腫，或いは虚労腰痛等に用いて効果がある．その内，消渇を治するはこの方に限るなり．仲景が漢武帝の消渇を治すと云う小説あるも虚ならず．この方，牡丹・桂枝・附子と合する処が妙用である．(『方函口訣』)
　　＊転胞は，下腹部痛に尿減少を伴う疾患．
〔吉益東洞〕八味丸，臍下不仁して小便不利する者を治す．(『方極』) |

八味地黄丸の要点

| 自覚症状 | 腎虚証，冷え症 |
| 他覚症状 | [腹証] 臍下不仁（臍下丹田に力の抜けている状態）
　　　　少腹拘急（下腹部の腹直筋が突っ張っている状態） |

8 千金方の越婢加朮湯，肉極，熱すれば則ち身体の津脱し，腠理開き，汗大いに泄る．厲風気，下焦脚弱きを治す．

千金方の越婢加朮湯方

麻黄六両，石膏半斤，生姜三両，甘草二両，白朮四両，大棗十五枚．右六味，水六升を以て，先ず麻黄を煮て去上沫を去り，諸薬を内れ，煮て三升を取り，分温三服す．悪風には附子一枚，炮じて加う．

解説 千金方の越婢加朮湯は，肉極で，発熱し身体の津液が失われ，腠理が開いて，大量に発汗し，厲風気（下肢に浮腫のある病気）で，下焦や下肢が弱い者を治す，というのが大意です．肉極は，脾に関連した，筋肉が極端に痩せ衰える病気と言われていますが，肉極が具体的に，どのような病気を指すのか分かりません．腠理は，体液のにじみ出る所であり，ここでは汗腺を指します．越婢加朮湯は病邪が身体の表面にあって，水毒が停滞して尿が減少し，口渇，自汗，浮腫などのある者に用います．

症例 涙が出て困るという婦人に越婢加朮湯．61歳，女性．小柄でやや痩せている．肩の痛みを漢方で治療してほしいと来院したが，よく話を聞いてみると，2年前より，涙が多く出て困るという．人と話していても涙が自然に出てしまうという．尿は普通で，口渇があり，脈は沈．腹部は腹力は軽度軟弱であり，特別な腹証はない．越婢加朮湯を処方した．1日分飲んで，下痢したと翌日来院した．1日分を2日で服用するように説明した．1ヵ月後来院し，肩の痛みは改善し，涙が多く出ることはなくなった．〔森由雄治験〕

応用 変形性膝関節症，関節リウマチ，腎炎，湿疹

名医の論説 〔浅田宗伯〕越婢加朮湯は，裏水とあるけれども，越婢湯の方の後に風水では朮四両を加えるとあるので，裏水ではなくて，風水の誤りである．朮を加えるのは，湿邪の病気に麻黄加朮湯を与えるのと同じ手段である．（『方函口訣』）

越婢加朮湯の要点

実証，体表に水毒，尿減少，口渇，自汗，浮腫

第5章 血痺，虚労病の脈証并びに治

　血痺は，知覚障害や知覚異常のことです．血痺の虚証には，黄耆桂枝五物湯を用います．

　虚労病は，過労や消耗性疾患のために肉体や精神の機能が低下したために起こる病気をいいます．現代医学では，結核症なども虚労病に相当すると考えられます．虚労病には桂枝加竜骨牡蛎湯，天雄散，小建中湯，黄耆建中湯，八味地黄丸，大黄䗪虫丸，千金翼の炙甘草湯などの薬方を用います．

1

血痺，陰陽倶に微，寸口関上微，尺中小緊，外証は身体不仁，風痺状の如きは，黄耆桂枝五物湯之を主る．

黄耆桂枝五物湯方
黄耆三両，芍薬三両，桂枝三両，生姜六両，大棗十二枚． 右五味，水六升を以て，煮て二升を取り，七合を温服す．日に三服す．

解説　血痺（知覚障害）の病気では，脈を軽く按圧しても，強く按圧しても微で，寸と関の部位では微，尺の部位では少し緊である．身体が麻痺して，風痺に似ているのは，黄耆桂枝五物湯の主治である，というのが大意です．風痺は麻痺と疼痛がある病気のことです．黄耆桂枝五物湯は，虚証で身体や四肢の知覚障害（しびれ），疼痛を伴うしびれのある者に用いられます．処方の構成としては，桂枝湯から甘草を抜き，黄耆を加え生姜を倍にしたものです．

| 症例 | 「一男子，16, 7歳．全身に水疱を生じ，どのようにしても，じくじくと汁が出てきて，乾くことがなく，1年間続いている．いろいろな薬を用いても効果はない．食欲は変わらず，大小便も普段と同じである．脈は少し数弱，疲労の様子は少しもない．ただ，創は乾かず，衣服に付いてじくじくとして難渋している．黄耆桂枝五物湯に，当帰人参膠飴を加え用いて，10日ばかりで治癒した．」(宇津木昆台『古訓医伝』)|

| 応用 | 知覚障害（しびれ）．その他肩関節周囲炎，関節リウマチ，橈骨神経麻痺，脳血管障害などに用いた報告がある． |

| 名医の論説 | 〔吉益東洞〕黄耆桂枝五物湯，桂枝湯証にして嘔し，身体麻痺し，急迫せざる者を治す．（『方極』）|

黄耆桂枝五物湯の要点

虚証，身体や四肢のしびれ，疼痛を伴うしびれ

---

2 夫れ失精家，少腹弦急，陰頭寒く，目眩，髪落つ．脈極めて虚，芤，遅，清穀，亡血，失精となす．脈は，これを芤，動，微緊に得れば，男子失精，女子夢交す．桂枝加竜骨牡蛎湯之を主る．

桂枝加竜骨牡蛎湯方

桂枝，芍薬，生姜各三両，甘草二両，大棗十二枚，竜骨，牡蛎各三両．
右七味，水七升を以て，煮て三升を取り，分温三服す．

| 解説 | 精力の衰えた者は，下腹部が突っ張って，陰茎が冷え，めまい，脱毛が起こり，脈はたいへん虚で芤遅である．下痢したり，出血や遺精が起こり，脈は芤動でやや緊である．男子は遺精，女子は性交の夢をみる．このような場合は桂枝加竜骨牡蛎湯の主治である，というのが大意です．桂枝加竜骨牡蛎湯は，桂枝湯に竜骨と牡蛎を加えた薬方です．
虚証で，疲れやすく，精神神経的な症状があり，めま |

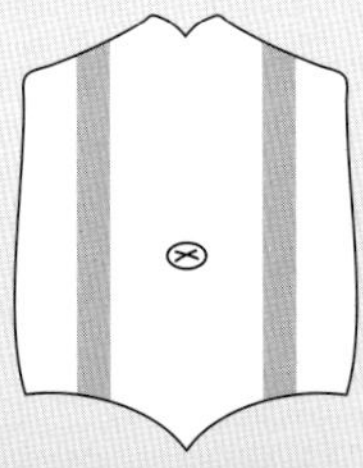

図6　腹皮拘急

腹直筋の緊張を言います．

い，脱毛，ふけが多いなどの症状を有する者に用います．桂枝加竜骨牡蛎湯の腹証は，臍の近くで腹部大動脈の拍動を感じ，腹皮拘急という腹直筋の突っ張った状態が見られます (図6).

症例 めまいに桂枝加竜骨牡蛎湯．35歳，男性．4，5年前，2月の寒い時に，めまいが起こり近医で投薬を受けて改善した．199X年3月に，しばらくの期間耳鳴りがあった．耳鳴りは十円玉でがりがりこするような音であるという．現在も時々耳鳴りがある．6月初旬頃より，めまいが毎日出現した．めまいは回転性の時と非回転性の時が混在して出現する．いろいろな専門医に診察を受けたがよくならないので，6月25日，紹介されて来院した．首や肩が凝り，腰痛もある．汗かきで寝汗をよくかく．食欲は普通にあり，2便は正常である．脈は緩，血圧120/70．腹診は腹皮拘急という腹直筋の緊張がみられた．沢瀉湯（沢瀉10，白朮5）を7日間与えた．7月2日，めまいは改善しない．神経をよく使うので，しばしば円形脱毛症になり，髪の毛がよく抜けるという．腹診は腹皮拘急が依然としてみられる．桂枝加竜骨牡蛎湯（煎薬）を投与して翌日からめまいは消失した．たいへんよく効いた．3週間服薬して廃薬した．〔森由雄治験〕

応用 男性不妊症，インポテンツ，神経症，円形脱毛症，眩暈（めまい），その他不眠症，更年期障害，機能性子宮出血，夜尿症などに用いた報告がある．

名医の論説 〔浅田宗伯〕桂枝加竜骨牡蛎湯は，虚労失精の主方であるけれども，小児の遺尿に活用して効果がある．故尾州殿の老女年，年齢60余歳．小便頻数で1時間に5，6回も小便し，少腹眩急（下腹部の腹直筋が突っ張っている）して他に苦しむ所はない．桂枝加竜骨牡蛎湯を長服して治癒した．（『方函口訣』）
〔吉益東洞〕桂枝加竜骨牡蛎湯，桂枝湯証にして胸腹に動ある者を治す．（『方極』）

桂枝加竜骨牡蛎湯の要点

- 自覚症状　虚証，精神症状，眩暈，脱毛，ふけが多い
- 他覚症状　[腹証] 臍の近くで腹部大動脈の拍動を感じる
　　　　　　　　　腹皮拘急（腹直筋の突っ張った状態）

3 天雄散方

天雄散方

天雄三両、炮じ、白朮八両、桂枝六両、竜骨三両．
右四味、杵きて散となし、酒にて半錢ヒを服す．日に三服す．知らざれば稍
之を増せ．

解説 天雄は、トリカブトの側根を附子と言いますが、附子を生じない根を天雄と言います．天雄散には、証の記載がありません．天雄散は、よくインポテンツに用いられます．

ある有名な薬学者がこの処方を飲んで死亡したことが知られていますので、使用法には注意が必要です．附子の類はよく加熱すべきで、この処方のように生薬を加熱して散として服用することは危険です．用いる時は天雄散料として煎薬で服用する方が望ましいでしょう．

応用 インポテンツ

名医の論説
〔吉益東洞〕天雄散、小便不利し、上逆し、臍下に動あり、悪寒する者を治す．（『方極』）
〔浅田宗伯〕天雄散は、桂枝加竜骨牡蛎湯の症で陰証で寒証に属する者を治す．患者でいつも陰嚢が冷えて苦しみ、時に精液が自然に出る者は、この方を丸薬とし長く服用すると治る．（『方函口訣』）

天雄散の要点

自覚症状　冷え症、インポテンツ

4

虚労裏急、悸、衄、腹中痛、夢失精、四肢痠疼、手足煩熱、咽乾口燥するは、小建中湯之を主る．

小建中湯方

桂枝三両, 皮を去る. 甘草三両, 炙る. 大棗十二枚, 芍薬六両, 生姜二両, 膠飴一升.

右六味, 水七升を以て, 煮て三升を取り, 滓を去り, 膠飴を内れ, 更に微火に上せ消解し, 一升を温服す, 日に三服す.

解説 虚労病で, 腹直筋が突っ張っていて, 動悸, 鼻出血, 腹痛, 夢で失精し, 四肢が痛み, 手足がほてり, 口や咽が乾燥する時は小建中湯の主治である, というのが大意です. 小建中湯は, 明らかに虚証と思われる胃腸虚弱な人や, 普段は丈夫で実証と思われる人が無理を重ねて疲れやすい状態になった場合に用います. 小建中湯は, また激しい腹痛の時に用いる場合があります. 小建中湯の腹証は, 腹皮拘急という腹直筋の突っ張った状態 (p.36, 図6 参照) や腹部全体が軟弱な状態が見られます.

症例 頻尿に小建中湯. 6歳, 男子. 200X年8月15日, 排尿の回数が頻回である (1時間に何回もトイレへ行く) との訴えで来院した. 2年間, 父親の仕事の関係で, 韓国で生活していた. 韓国では, 食事すると, すぐお腹が痛くなり便所へ行き, 胃腸が弱い. 腹診では腹皮拘急があり, 小建中湯に一致する腹証であり, 小建中湯エキスを与えた. 2週間服用して, 頻尿は改善した. 3ヵ月服用して廃薬とした. 〔森由雄治験〕

応用 小児の腹痛, 胃腸炎, 夜尿症, 鼠径ヘルニア, 便秘症

名医の論説
〔吉益東洞〕小建中湯, 裏急し, 腹皮拘急及び急痛する者を治す. (『方極』)
〔浅田宗伯〕小建中湯は, 胃腸機能 (中気) が虚して腹痛するものを治す. すべて古医書にて中と云うのは胃腸のことで, 建中は胃腸を建立するの意味である. (『方函口訣』)

小建中湯の要点

自覚症状	胃腸虚弱, 疲れやすい, 腹痛, 動悸, 鼻出血
他覚症状	[腹証] 腹皮拘急 (腹直筋の突っ張った状態) 腹部全体が軟弱

5 虚労裏急，諸の不足は，黄耆建中湯之を主る．

解説 虚労病で，腹直筋が突っ張っていて，さまざまな虚証の症状がある場合は，黄耆建中湯の主治である，というのが大意です．黄耆建中湯は，体質が弱く，胃腸虚弱で，寝汗や自汗，皮膚症状（湿疹や皮膚化膿症）を治療する効能があります．また，慢性中耳炎などの慢性化膿性疾患や神経症に用いられます．

症例 神経症の女児に黄耆建中湯．11歳，女子．約2年前（199X年11月），学校の担任の教師との関係がうまくいかず，食事が摂れず，嘔吐やげっぷが出現した．某総合病院で，胃内視鏡検査を受けたが正常であった．翌年2月まで，あまり食事が摂れず，下痢や嘔吐が時々ある．2月から5月まで，不登校であり，某病院小児神経科を受診．時々学校へ行くようになるが，毎日疲れやすく，手足が冷え，朝，起きることができず，しばしば遅刻してしまう．翌々年3月25日，不登校という訴えで当院に来院した．疲れやすく，寝つきが悪い，朝起きれないので，学校を休んでしまう．6歳まで，毎日夜尿があった．微熱が出やすく，すぐ下痢する．アイスクリームなど冷たいものをよく好んで食べる．脈は沈，細．腹証は腹皮拘急がある．虚労病と診断し，できるだけ話を聞いて支持療法を行い，黄耆建中湯（煎薬）を与えた．3日後，手足が暖かくなり，顔がほてる．1ヵ月後，夜，ぐっすり眠れる．学校へは毎日登校している．約5ヵ月後，ほぼ正常の状態となる．〔森由雄治験〕

応用 慢性化膿性疾患（慢性中耳炎，痔瘻），神経症，湿疹，衰弱．その他胃十二指腸潰瘍，慢性萎縮性胃炎，再生不良性貧血，便秘，慢性腎炎，眩暈，不眠症，不妊症などに用いた報告がある．

名医の論説 〔浅田宗伯〕黄耆建中湯は，小建中湯の中気不足（胃腸機能の低下），腹裏拘急の症状に加えて，さらに諸々の虚証，不足の症状があるので，黄耆を加えるのである．張仲景の黄耆の使用法は，ほとんど，病邪を中から外へ押し出すこと（表托），汗を止めること，水を去ることである．この方は体の不足を目的とするのである．この方は虚労の症，腹の皮が背につくように痩せて，熱はなく咳する者に用いるのであるが，微熱ある者や汗が出る者，汗がない者にも俱に用いるべきである．（『方函口訣』）

〔吉益東洞〕黄耆建中湯，小建中湯証にして盗汗或いは自汗ある者を治す．（『方極』）

血痺，虚労病の脈証并びに治

> **黄耆建中湯の要点**
> 自覚症状　体質が弱く，胃腸虚弱で，寝汗や自汗，湿疹や皮膚化膿症
> 他覚症状　[腹証] 腹皮拘急（腹直筋の突っ張った状態）

6 虚労腰痛，少腹拘急，小便不利の者，八味腎気丸之を主る．

解説　虚労病で腰痛があり，下腹部が突っ張って，尿が十分出ない者は，八味腎気丸の主治である，というのが大意です．八味腎気丸（八味地黄丸，八味丸）は腰痛，前立腺肥大症，尿閉，尿失禁，白内障，耳鳴りなどに用いられます．八味腎気丸は「第4章 中風，歴節病の脈証并びに治」で解説しました（p.32）．

症例　52歳，女性．199X年1月5日，尿失禁を主訴に来院した．36歳で出産後から尿失禁が起こるようになった．某私立大学病院で手術をしたが，全く効果はなかった．臍下不仁があり，八味地黄丸料を与えた．服用翌日から，尿の失禁がなくなった．その後，約8年間服用しているが，良好な経過である．〔森由雄治験〕

7 虚労，虚煩，眠るを得ず，酸棗湯之を主る．

> **酸棗湯方**
> 酸棗仁二升，甘草一両，知母二両，茯苓二両，芎藭二両．
> 右五味，水八升を以て，酸棗仁を煮て，六升を得，諸薬を内れ，煮て三升を取り，分温三服す．

解説　虚労病で，いらいらして，眠ることができないのは，酸棗湯の主治である，というのが大意です．酸棗湯は，普通は酸棗仁湯と呼ばれていて，不眠症に用いられます．

応用　不眠症

名医の論説	〔浅田宗伯〕酸棗仁湯は，心気（精神）を調和して潤し，安眠させる効果がある．不眠に３つの場合がある．もし心下が肝胆の部分に当って水毒（停飲）が生じて，そのために動悸して不眠になるのは温胆湯の証である．もし胃の中が虚して邪気が横隔膜を動かして不眠になるのは甘草瀉心湯の証である．もし血気が虚して燥いて，心火が上昇して不眠となるのは酸棗仁湯の証である．（『方函口訣』）

酸棗仁湯の要点

虚証の不眠症

8 五労虚極，羸痩腹満，飲食すること能わず，食傷，憂傷，飲傷，房室傷，飢傷，労傷，經絡栄衞気傷，内に乾血有りて，肌膚甲錯，両目黯黒す，中を緩め虚を補う，大黄䗪虫丸之を主る．

大黄䗪虫丸方

大黄十分蒸す，黄芩二両，甘草三両，桃仁一升，杏仁一升，芍薬四両，乾地黄十両，乾漆一両，䗪虫一升，水蛭百枚，蠐螬一升，蝱虫半升．
右十二味，之を末とし，煉蜜にて和し小豆大に丸じ，酒にて五丸を飲服す，日に三服す．

注 五労は，五臓労のことを示す．五臓労は，心労，肝労，脾労，肺労，腎労．

解説 虚労病で，痩せてお腹だけが膨らんでいる．瘀血があって，皮膚がかさかさしたり，視力障害がある時には，胃腸を緩めて虚を補う薬方である大黄䗪虫丸の主治である，ということです．大黄䗪虫丸は瘀血を取り除く薬方です．

症例 「一婦人，産後発症し，数年経過している患者．頭に大きな重りを載せたようで，頸部や背中が強ばり，腰から下肢は他人の足のようで，歩くとつまずく．半身の知覚麻痺があり，脈は沈細．便秘していて月経は来ない．１～２ヵ月に１回意識を失う発作が起こる．時に尿を漏らし，てんかんのような病状である．沈香天麻湯と大黄䗪虫丸を与えて，数ヵ月して月経が来て，意識消失発作もなくなり，症状の半分以上は改善した．」（浅田宗伯

(『橘窓書影』)

応用 脳梗塞，虚血性心疾患，肝炎，肝硬変，脂肪肝，急性胆嚢炎，慢性胃炎，前立腺肥大症などに用いた報告がある．

大黄䗪虫丸の要点
虚証，痩せて腹満，瘀血，皮膚がかさかさ，視力障害

9

千金翼の炙甘草湯，虚労不足，汗出でて悶し，脈結，悸し，行動常の如きものを治す．百日を出でずして危し．急の者は十一日にて死す．

千金翼の炙甘草湯方

甘草四両，炙る，桂枝，生姜各三両，麦門冬半升，麻仁半升，人参，阿膠各二両，大棗三十枚，生地黄一斤．
右九味，酒七升，水八升を以て，先づ八味を煮て，三升を取り，滓を去り，膠を内れ消尽し，一升を温服す，日に三服す．

解説 千金翼の炙甘草湯は，虚労病で，気血が不足して，発汗して悶え，脈は結し，動悸し，行動は普通の状態であるものを治す，というのが大意です．この炙甘草湯は，『傷寒論』の太陽病下篇に記載された炙甘草湯と同じ処方で，通常は動悸，不整脈に用います．

症例 68歳，女性．主訴は動悸．高脂血症と心臓神経症の既往歴があり，約1年前，胸痛と不整脈のため，近くの総合病院に入院して検査を受け，冠動脈は異常なく，24時間心電図で，心室性期外収縮の多発，3連発心室性期外収縮，発作性心房細動が認められた．
199X年4月13日，動悸を訴え，漢方治療を希望して来院した．来院時の心電図は正常．体格は中肉中背．脈は沈，細．炙甘草湯（煎薬）を与えた．数日間，服薬して，動悸は消失した．2週間分服薬して，自分の考えで中止した．約2ヵ月半後の7月9日，再び動悸を訴えて，来院した．炙甘草湯を煎薬で与え，その後は動悸は消失した．〔森由雄治験〕

| 応　用 | 動悸，不整脈，バセドー病 |

| 名医の論説 | 〔浅田宗伯〕炙甘草湯は，心動悸を目的とする．（『方函口訣』） |

炙甘草湯の要点

| 自覚症状 | 動悸 |
| 他覚症状 | 結脈（ゆったりした脈で時々1回脈の拍動が止まる脈）
代脈（一定の脈拍数の後に脈が止まるもの） |

第6章 肺痿, 肺癰, 欬嗽上気病の脈証と治

　肺痿は, 肺結核のことであり, 甘草乾姜湯, 外台の炙甘草湯, 生姜甘草湯, 桂枝去芍薬加皂莢湯などが記載されています.
　肺癰は, 肺化膿症のことです. 葶藶大棗瀉肺湯, 桔梗湯, 外台の桔梗白散, 千金の葦茎湯を用います.
　欬嗽上気病は, 気管支炎や気管支喘息に類似する疾患を指しています. 射干麻黄湯, 皂莢丸, 厚朴麻黄湯, 麦門冬湯, 越脾加半夏湯, 小青竜加石膏湯などを用います.

1

肺痿, 涎沫を吐して欬せざる者, 其の人渇せず, 必ず遺尿し, 小便数, 然る所以の者, 上虚して, 下を制する能わざるを以ての故なり. 此れを肺中冷となす. 必ず眩し, 涎唾多し, 甘草乾姜湯を以て之を温む. 若し湯を服し已って渇する者, 消渇に属す.

甘草乾姜湯方

甘草四両, 炙る, 乾姜二両, 炮ず.
右㕮咀し, 水三升を以て, 煮て一升五合を取り, 滓を去り, 分温再服す.

解説　肺痿 (肺結核) で, 涎沫 (薄い喀痰やよだれ) を吐いて咳をしない者は, 口渇はなく, 必ず尿を漏らして, 小便の回数が多い, このような者は, 上部が虚して, 下部を制御することができないからである. これを肺中冷という. 必ず眩暈 (めまい) が起こり, よだれが多いのは, 甘草乾姜湯で温めるのがよい. もし湯を服用しても口渇を訴える者は消渇に属する, というのが大意です.

症例　「13歳の女子．多くの医師が労嗽（肺結核）と診断して，いろいろな薬を処方したり，お灸をしたが効果がなく，私（宇津木昆台）が診察することになった．顔面や全身の色は黒くて光沢がない．常に息切れがあり悶えて苦しみ薄い喀痰を吐いて元気がなく，言葉にも力がない．咳はない．さらに，寝る時は，よだれが出て枕の下や布団の下まで濡れる．よって甘草乾姜湯を与えた．約20日服用して，夜のよだれは少なくなり，昼間の薄い喀痰も半分以上は改善した．薄い痰はなくなったが盗汗が出て，口唇が乾燥し口渇が出現したので柴胡姜桂湯人参黄耆を与えた．禹餘糧丸を兼用して3，4日後に，下肢に腐乱した皮膚病変が出現した．起きたり歩いたりができなくなり，寝たきりの状態となったが，その内に薄い痰もなくなった．動悸，寝汗なども改善し，飲食，2便も調い下肢の皮膚病もよくなった．患者は，色白の光沢の皮膚となり，美しい女子となった．」（宇津木昆台『古訓医伝』）

応用　急性胃腸炎，遺尿，頻尿，唾液の過剰，花粉症．花粉症に対して筆者は，甘草乾姜湯を甘草末 1g，乾姜末 1gを1日分として粉末で用いています．

名医の論説

〔吉益東洞〕甘草乾姜湯，厥して煩躁し，涎唾多き者を治す．（『方極』）

〔尾台榕堂〕老人，平日小便頻数に苦しみ，涎を吐し，短気し（息切れ），眩暈して起歩し難き者にこの方（甘草乾姜湯）宜し．（『類聚方廣義』）

〔浅田宗伯〕甘草乾姜湯は，簡単な薬方であるが，応用は広い．傷寒の煩躁吐逆に用い，肺痿の涎沫を吐くのに用い，傷胃の吐血に用い，また虚候の喘息にはこの方と黒錫丹をともに服用する．すべて肺痿の冷症では，肺中冷して気虚し津液を温め和することできず，津液があつまって唾液に化すために唾液は多く出ない．しかし，熱症の者の唾液のように，固まって濁るほどにはならない．また咳はなく咽は渇かないで夜尿症となり，小便は頻回となる．この症に甘草乾姜湯を与えて甚だ驚くべき効果がある．（『方函口訣』）

甘草乾姜湯の要点

自覚症状	四肢の冷え，咽の渇き，煩躁，唾液多い，水様の痰を吐く
他覚症状	沈脈（軽く圧迫して触れにくい，強く圧迫すると脈がよく触れる）

2 欬(がい)して上気(じょうき)，喉中水鶏(こうちゅうすいけい)の声するは，射干麻黄湯(やかんまおうとう)之(これ)を主(つかさど)る．

> **射干麻黄湯方(やかんまおうとうほう)**
>
> 射干(やかん)十三枚，一法に三両，麻黄(まおう)四両，生姜(しょうきょう)四両，細辛(さいしん)，紫苑(しおん)，款冬花(かんとうか)各三両，五味子(ごみし)半升，大棗(たいそう)七枚，半夏(はんげ)大なる者洗う，八枚，一法に半升．
> 右九味，水一斗二升を以て，先ず麻黄両沸(まおうりょうふつ)煮て，上沫(じょうまつ)を去り，諸薬を内れ，煮て三升を取り，分温三服す．

解説 咳をして喘々して苦しく，喉が水鶏(すいけい)の鳴き声のような音がするのは，射干麻黄湯(やかんまおうとう)の主治である，というのが大意です．この水鶏は，カエルの一種です．射干麻黄湯は，主に気管支喘息や，気管支炎に用います．射干麻黄湯は，小青竜湯(しょうせいりゅうとう)と似た薬方ですが，小青竜湯から桂枝(けいし)，芍薬(しゃくやく)，甘草(かんぞう)（表を解する桂枝湯(けいしとう)に相当）を抜き，射干(やかん)，紫苑(しおん)，款冬花(かんとうか)（咳や喘息に効果のある生薬）を加えたものと考えることができます．つまり，小青竜湯(しょうせいりゅうとう)は桂枝湯(けいしとう)が含まれていますので表を解する効果が強く，射干麻黄湯(やかんまおうとう)は咳や喘息に効果のある射干(やかん)，紫苑(しおん)，款冬花(かんとうか)が含まれていますので，咳や喘息を治療する効果が強いと言えます（**表1，2**）．

応用 気管支喘息，気管支炎などに用いた報告がある．

名医の論説 〔浅田宗伯〕射干麻黄湯(やかんまおうとう)は，後世のいわゆる哮喘(こうぜん)（気管支喘息）に用いる．水鶏(すいけい)の声は，哮喘の呼吸を形容する言葉である．射干，紫苑，款冬は肺気を利し，麻黄(まおう)，細辛(さいしん)，生姜(しょうきょう)の発散と半夏(はんげ)の降逆(こうぎゃく)，五味子(ごみし)の収斂，大棗(たいそう)の安中を合せて薬方が素晴らしい効果があり，これは西洋薬よりはるかに勝っている．（『方函口訣(ほうかんくけつ)』）

■表1　射干麻黄湯と小青竜湯の構成生薬の比較

	麻黄	細辛	五味子	半夏	桂枝	芍薬	甘草	乾姜	射干	紫苑	款冬花	大棗
小青竜湯	3両	3両	半升	半升	3両	3両	3両					
射干麻黄湯	4両	3両	半升	半升				4両(生姜)	3両	3両	3両	7枚

■表2　射干麻黄湯と小青竜湯の効能の比較

	効　能
小青竜湯	表を解する効果が強い（解熱作用などが強い）
射干麻黄湯	咳や喘息を治療する効果が強い

3　欬して脈浮の者，厚朴麻黄湯之を主る．

厚朴麻黄湯方

厚朴五両，麻黄四両，石膏雞子大の如し，杏仁半升，半夏半升，乾姜二両，細辛二両，小麦一升，五味子半升．
右九味，水一斗二升を以て，先ず小麦を煮て熟し，滓を去り，諸薬を内れ，煮て三升を取り，一升を温服す，日に三服す．

解説　咳をして脈が浮の者は，厚朴麻黄湯の主治である，というのが大意です．これだけでは証がはっきりしません．厚朴麻黄湯は気管支喘息や気管支炎に用います．浅田宗伯は，厚朴麻黄湯は，気を降ろす作用が優れているので，喘息上気に用いて効あり，と述べています．

症例　「麹坊善國寺谷の柿内信順，年齢５０余歳．春になると気管支喘息の発作が起こり，胸満と呼吸促迫があり脈は浮数である．多くの医師が治療したが効果はなかった．私（浅田宗伯）は肺張（気管支喘息）の正証と診断して厚朴麻黄湯を与えた．この処方を服用すると胸満と呼吸促迫は大いに改善した．数十日間の苦しみが忽ち楽になった．この患者は大蔵省の役人であるので，日中は生津丹を服用し，朝夕に厚朴麻黄湯を服薬し続け喘息は全治した．私は数十年この処方を用いたけれどこんなによく効いたことはなかった．」（浅田宗伯『橘窓書影』）

応用　気管支喘息，気管支炎

肺痿，肺癰，欬嗽上気病の脈証と治

> **名医の論説**
> 〔浅田宗伯〕厚朴麻黄湯は，小青竜加石膏湯に似た薬であるけれども，降気の力が優れている．故に喘息上気に用いて効あり．溢飲（水毒）が主な場合は，小青竜加石膏湯が宜しい．また射干麻黄湯と互いにして用う．しかし厚朴麻黄湯は熱が強く脈浮である者に宜し．彼方は熱なきを異なりとす．またお金持ちが，贅沢な食事を食べ過ぎて腹満となり咳をする者，この方に大黄を加えて効果がある．（『方函口訣』）

厚朴麻黄湯の要点

気管支喘息，発熱，脈浮

4 大逆上気，咽喉不利，逆を止め，気を下す者，麦門冬湯之を主る．

麦門冬湯方

麦門冬七升，半夏一升，人参二両，甘草二両，粳米三合，大棗十二枚．
右六味，水一斗二升を以て，煮て六升を取り，一升を温服す．日に三，夜一服す．

解説 気が大いに上逆して，咽喉に違和感があり，逆を止め，気を下すのは，麦門冬湯の主治である，というのが大意です．麦門冬湯は，下から上の方へつき上げる症状がある時に用います．麦門冬湯は妊娠咳，気管支炎，気管支喘息，シェーグレン症候群などに用いられます．筆者は，通常，麦門冬湯は気管支炎に用いますが，くしゃみと鼻水を主訴とする花粉症に，麦門冬湯を用いてよく効いた例がありました．

症例 「岡崎侯の老臣，大谷三兵衛，年齢60歳．以前から痰咳を患っていたが，これに加えて痔を併発した．ある日脱肛が元に戻らず，疼痛が甚だしいので，某医師の治療を受けた．大黄牡丹皮湯と承気丸で下すこと4，5日して，痰咳は益々ひどくなり昼夜横になることができず，肛門の痛みも増悪した．私（浅田宗伯）は『所謂，肺と大腸は表裏の関係である．下剤で妄りに腸の中を洗い流すのは好ましくない．肺に害が及んでしまうからである．まず，上を安らかにして，下を和すべしである』

と説明して，麦門冬湯加五味子阿膠黄連を与えて，肛門には紫雲膏を外用した．4，5日して咳嗽は減じ，脱肛も縮小した．同じ処方をしばらく続けて，病気は全治した．」〔浅田宗伯『橘窓書影』〕

応用 感冒，気管支炎，気管支喘息，花粉症，シェーグレン症候群．その他慢性胃炎などに用いた報告がある．

名医の論説 〔浅田宗伯〕麦門冬湯は，『肘後方』に云う通り，肺痿，咳唾，涎沫止まず，咽燥いて渇する者に用いるのである．（『方函口訣』）

麦門冬湯の要点

自覚症状 こみあげる咳，痰が切れにくい，口渴，のぼせ

5 肺癰，喘して臥すを得ず，葶藶大棗瀉肺湯之を主る．

葶藶大棗瀉肺湯方

葶藶熬って黄色ならしめ，搗きて丸とすること弾丸大の如し，大棗十二枚．右先ず水三升を以て，棗を煮て二升を取り，棗を去り，葶藶を内れ，煮て一升を取り，頓服す．

解説 肺癰（肺化膿症）で，喘々して横になることができない時は，葶藶大棗瀉肺湯の主治である，というのが大意です．

6 肺癰，胸満脹，一身面目浮腫，鼻塞り，清涕出で，香臭酸辛を聞かず，欬逆上気，喘鳴迫塞，葶藶大棗瀉肺湯之を主る．

解説 肺癰（肺化膿症）で，胸が張って，全身に浮腫があり，鼻閉，鼻汁が出て，臭いや酸っぱい，辛いも分からず，咳が出て苦しみ，喘々するのは，葶藶大棗瀉肺湯の主治である，というのが大意です．葶藶大棗瀉肺湯は，あまり使用例は

多くありません.

> **症例**　「50歳余りの婦人．以前，多量の下血があったために顔面の色は青く，口唇の色は淡白で四肢には浮腫があり，動悸を感じ息切れするために歩行することができない．今も時々下血する．私（浅田宗伯）は六君子湯加香附子厚朴木香を与え，鐵砂丸を兼用して下血は止んだ．浮腫も軽減したが，貧血は改善していない．秋と冬の変わり目の頃，咳嗽と胸満が甚だしく，全身の浮腫が出現し，呼吸困難のために横になることができない．大小便は少なく，1人の医師が水腫として利尿剤を与えたが効果はなかった．私（浅田宗伯）が診察したところでは，『これは恐らく支飲（胸部や心窩部の水毒）であろう．支飲を治療すれば咳嗽と浮腫は改善するであろう．』よって，苓甘姜味辛夏仁黄湯加葶藶大棗瀉肺湯を与えて，2, 3日して咳嗽と胸満は減じて浮腫も消失した．」（浅田宗伯『橘窓書影』）

応用　肺化膿症

> **名医の論説**
> 〔吉益東洞〕葶藶大棗瀉肺湯，浮腫，咳逆，喘鳴迫塞，胸満，強急の者を治す．（『方極』）
> 〔浅田宗伯〕葶藶大棗瀉肺湯は，肺癰（肺化膿症）の初期，および支飲（胸部や心窩部の水毒）を治す．葶藶は肺の中の気が閉じたものを治療する．故に喘々して横になることができない者，呼吸困難の者に用いる．大棗を配合する者は十棗湯や皂莢丸と同じ意味である．葶藶は苦味の者を用いる．（『方函口訣』）

葶藶大棗瀉肺湯の要点
肺化膿症の初期，胸が張る，浮腫，喘々

7
欬して上気するは，此れを肺脹となす．其の人喘し，目脱状の如し，脈浮大の者，越婢加半夏湯之を主る．

越婢加半夏湯方
麻黄六両，石膏半斤，生姜三両，大棗十五枚，甘草二両，半夏半升．
右六味，水六升を以て，先ず麻黄を煮て，上沫を去り，諸薬を内れ，煮て三升を取り，分温三服す．

解説 咳して気が上へ向かっていって下へ降りないのは，肺脹（はいちょう）という病気であり，喘々して，目が飛び出したようになり，脈が浮大（ふだい）の者は，越婢加半夏湯（えっぴかはんげとう）の主治である，というのが大意です．肺脹は気管支喘息や気管支炎，肺炎などの疾患と考えられます．越婢加半夏湯は，実証で熱証の気管支喘息や気管支炎の場合に用いられます．

症例 気管支喘息に越婢加半夏湯．29歳，男性．患者は小学生の時より気管支喘息と診断．昨年の12月頃から，喘息発作が生じ，今年3月初旬頃まで時々発作が起きている．4月当院受診．脈は滑数である．腹証では上腹部の緊張がよく振水音はない．実証であり脈滑数であるので，痰が関与していると考え，越婢加半夏湯（煎薬）を処方した．その後10年間ほとんど喘息発作はなく良好な経過であった．〔森由雄治験〕

応用 気管支喘息，気管支炎．その他百日咳，慢性気管支炎などに用いた報告がある．

名医の論説 〔浅田宗伯〕越婢加半夏湯は，肺脹（気管支喘息）を主とす．その症は，咳して上気し喘々ありて呼吸困難となり，支飲（胸部や心下窩部の水毒）の症状に似ている．しかし支飲の喘は，初め胸痛が生じたり，手足が冷えて呼吸困難となり，横向きに寝ることができない．肺脹の上気は熱の勢いが強く急に呼吸困難が生じて，目が突出するような症状であるが横向きに寝ることは可能である．越婢加半夏湯の中で，半夏と石膏の組み合わせは，水毒を破り気を下す効果がある．小青竜加石膏湯や厚朴麻黄湯も同じことである．また心下に水気（水毒）があり，或いは脇の下の痛みが鎖骨上窩まで引く者は，小青竜加石膏湯を投与すると宜しい．(『方函口訣』)

越婢加半夏湯の要点
実証で熱証の気管支喘息，口渇

8 肺脹，欬して上気，煩燥して喘し，脈浮の者，心下に水有り，小青竜加石膏湯之を主る．

小青竜加石膏湯方

麻黄，芍薬，桂枝，細辛，甘草，乾姜各三両，五味子，半夏各半升，石膏二両．右九味，水一斗を以て，先ず麻黄を煮て，上沫を去り，諸薬を内れ，煮て三升を取り，強人は一升を服し，羸者は之を減じ，日に三服す．小児は四合を服す．

解説 肺脹（気管支喘息）で，咳が出て喘々して，煩燥（悶え苦しむ）があり，脈が浮で，心下に水毒がある場合には，小青竜加石膏湯の主治である，というのが大意です．小青竜加石膏湯証は，小青竜湯証で，煩燥や口渇がある場合に用いますが，治験例はあまり多くありません．

応用 気管支喘息

名医の論説 〔浅田宗伯〕小青竜湯は，表が解せず，心下に水気（水毒）があって咳をして喘々する者を治す．また溢飲（水毒）の咳嗽にも用いる．咳や喘々する発作が，寒さや暑さになると必ず起こり，痰をを吐いて横になることができない．もし喘々して煩躁があれば石膏を加えるべきである．（『方函口訣』）

小青竜加石膏湯の要点

普段から水毒のある人が咳や喘々して口渇がある
(小青竜湯証＋口渇)

9 外台の炙甘草湯，肺痿，涎唾多く，心中温温液液の者を治す．

解説 外台秘要の炙甘草湯は，肺痿（肺結核）で，よだれが多く，むかむかする者を治す，というのが大意です．炙甘草湯の症例は，「第5章 血痺，虚労病の脈証并びに治」ですでに述べました (p.43)．

10 外台の桔梗白散，欬して胸満，振寒して脈数，咽乾きて渇せず，時に濁唾腥臭を出だし，久久にして，膿，米粥の如きを吐す者を治す，肺癰となす．

外台の桔梗白散方

桔梗，貝母各三分，巴豆一分，皮を去り，熬り，脂の如きに研ぐ．
右三味，散となし，強人は半銭匕を飲服し，羸者は之を減ず，病膈上にある者膿血を吐す，膈下の者瀉出す．若し下ること多くして止まざれば，冷水一杯を飲めば則ち定まる．

解説 外台の桔梗白散は，咳して胸が張り，寒さで震え，脈は数で，咽は乾くが口渇はない，時に汚く臭う痰を出し，濃い米粥のような膿を吐く肺癰（肺化膿症）を主治する，という条文です．これは，桔梗湯の条文と同じです．巴豆は劇薬で，入手は困難です．現在は，ほとんど使用されません．

症例「一男子，25歳．突然に咽痛が出現し，朝から日中に至ると痛みは益々ひどくなり，声を出すことができず，不安状態で，危険な病状で，医師は手の施しようがないと治療を拒んだ．吉益南涯先生の治を請うて，診察するに，四肢厥冷，呼吸間隔は短くて速く，声を伴っている．桔梗白散2銭を与えると下痢が3, 4回あり，翌日1銭を与えると下痢は6, 7回ある．痛みは少し改善し，五物桂枝桔梗湯を与えて5日で全治した．」(吉益南涯『成績録』)

応用 咽頭ジフテリア，肺化膿症

肺痿，肺癰，欬嗽上気病の脈証と治

11

千金の葦莖湯，欬して微熱あり，煩満，胸中甲錯するを治す．是れ肺癰となす．

千金の葦莖湯方

葦莖二升，薏苡仁半升，桃仁五十枚，瓜瓣半升．
右四味，水一斗を以て，先ず葦莖を煮て，五升を得，滓を去る，諸薬を内れ，煮て二升を取り，一升を服す，再服すれば当に膿の如きを吐すべし．

解説 千金の葦莖湯は，咳して微熱があり，胸が張って苦しく，胸部の皮膚が乾燥してかさかさしているのを治す，というのが大意です．肺癰（肺化膿症）に用いられます．肺化膿症の治療は抗生物質の投与が原則ですが，何らかの理由で抗生物質が使用できない時などに，漢方治療の出番があるかもしれません．

症例 「足守侯の留守居役，清水甫助の妻．病気のために私（浅田宗伯）の治療を求めてきた．咳嗽と悪臭のする痰があり，咳をすると脇下まで痛む．往来寒熱があり，食欲がないので大柴胡湯加桔梗石膏を与えた．2, 3日で熱は下がった．悪臭のする痰は止まないので，葦莖湯及び桔梗湯を作り，交互に服用させた．悪臭のする痰は徐々に減じ，咳嗽も止んだ．その後，炙甘草湯で調理して治癒した．」（浅田宗伯『橘窓書影』）

応用 肺化膿症

名医の論説 〔浅田宗伯〕葦莖湯は，微熱と胸中甲錯（皮膚に光沢がなくかさかさしている）とを目的とすべし．胸に甲錯あるは蓄血（瘀血）あるが故なり．蓄血がなくとも，喀血がある時にも用いる．（『方函口訣』）

葦莖湯の要点

肺化膿症，胸の皮膚がかさかさ

第7章　奔豚気病の脈証と治

　奔豚は，発作性神経症，ヒステリー，発作性頻拍症などの病気と考えられます．
　奔豚湯，桂枝加桂湯，茯苓桂枝甘草大棗湯（苓桂甘棗湯）などの薬方を用います．

1 奔豚気，上って胸を衝き，腹痛，往来寒熱するは，奔豚湯之を主る．

奔豚湯方
甘草，芎藭，当帰各二両，半夏四両，黄芩二両，生葛五両，芍薬二両，生姜四両，甘李根白皮一升．
右九味，水二斗を以て，煮て五升を取り，一升を温服す，日に三，夜に一服す．

解説　奔豚気で，気が上昇して胸をつき，腹痛があり，寒と熱が交互に来る場合は，奔豚湯の主治である，というのが大意です．奔豚は下腹から上に向かって気が激しくつき上げてくるものです．

症例　「神奈川駅の米屋の諏訪屋吉兵衛の娘．幼少の時から気管支喘息があり喘息発作のために横になることができない．多くの医師の治療を受けたがよくならない．私(浅田宗伯)は神秘湯加厚朴杏仁を与え，発作時は麻黄甘草湯を与えてほぼ正常となった．その後5，6年して，奇妙な病気になった．突然に気が下腹部より上腹部に移動し，息がふさがって呼吸が止まってしまうようで，激しい時は意識を失ってしまう．しばらくして，完全に回復する．私は奔豚の一証として奔豚湯を投与した．薬を服用して病気は次第に改善し，2，3ヵ月で治癒した．」(浅田宗伯『橘窓書影』)

応用　神経症，ヒステリー，発作性頻拍症

| 名医の論説 | 〔浅田宗伯〕奔豚湯は，奔豚気病で熱症があるものを治す．奔豚だけでなく，婦人が，時気に感じて熱が出て，血気が下腹部より上に衝き上げてくる者に即効がある．永富独嘯庵が，奔豚気には必ずしも奔豚湯を用いるわけではない，と言われたが，私の門下では，奔豚湯は必ずしも奔豚を治すだけではないとして，奔豚以外にも活用するのである．(『方函口訣』) |

奔豚湯の要点

自覚症状 下腹から上に向かって気が激しくつき上げる，腹痛，往来寒熱

2 発汗後，焼鍼にてそれをして汗せしめ，鍼処は寒を被むり，核起りて赤き者，必ず賁豚を発し，気小腹より上って心に至る，其の核上に灸すること各一壮，桂枝加桂湯を与う，之を主る．

桂枝加桂湯方

桂枝五両，芍薬三両，甘草二両，炙る．生姜三両，大棗十二枚．
右五味，水七升を以て，微火にて煮て三升を取り，滓を去り，一升を温服す．

解説 発汗した後，さらに焼鍼で発汗させると，鍼した処に寒の邪気が侵入し，かたく赤く腫れる者は，必ず奔豚になり，気が下腹部より上って胸に至る，その部位に一壮お灸して，桂枝加桂湯を与えるとよい，という条文です．桂枝加桂湯は，桂枝湯の証で頭痛，のぼせを伴う時などに用いられます．賁豚は，奔豚と同じです．

症例 「一男子，60歳．積聚（腹痛を伴う腹部腫瘤）を数年間患い，ある時発作があり，奔豚気が上って心を衝き挙げ，呼吸することができないほどであり，気力は衰えて仰向けになることはできず．食欲はない．桂枝加桂湯に三黄丸を兼用して治癒し，その後再発はない．」（六角重任『古方便覧』）

応用 頭痛，のぼせ

| 名医の論説 | 〔吉益東洞〕桂枝加桂湯，桂枝湯証（上衝し，頭痛し，発熱し，汗出でて悪風する者を治す）にして上衝劇しき者を治す．(『方極』) |

桂枝加桂湯の要点

気が下腹部より上って胸に至る，桂枝湯の証で頭痛，のぼせ

3 発汗後，臍下悸する者，貴豚を作さんと欲し，茯苓桂枝甘草大棗湯之を主る．

茯苓桂枝甘草大棗湯方

茯苓半斤，甘草二両，炙る．大棗十五枚，桂枝四両．
右四味，甘瀾水一斗を以て，先ず茯苓を煮て，二升を減じ，諸薬を内れ，煮て三升を取り，滓を去り，一升を温服す，日に三服す．

解説 発汗した後に，臍の下で動悸がする者は，奔豚の起こる徴候であり，茯苓桂枝甘草大棗湯の主治である，というのが大意です．茯苓桂枝甘草大棗湯は苓桂甘棗湯とも言います．現代医学の病気では，発作性頻拍症の症状に似ています．

症例 「煙田伝一郎の妹．年20余歳．臍下に動悸があり，正中を通って引っ張られ，時々心窩部に突き上がり，発作が起こると，背中が反り返って意識を失い，四肢は冷たくなり，呼吸は止まってしまいそうで，数人の医師が治療したが効果はない．私（浅田宗伯）は，これは奔豚であると診断して苓桂甘棗湯を与えた．薬を服用すること数十日で病気の7割は改善した．腹部に拘急があり，当帰建中湯を兼用して数ヵ月で全治した．」（浅田宗伯『橘窓書影』）

応用 神経症，動悸

名医の論説 〔浅田宗伯〕苓桂甘棗湯は，臍下の動悸を主とする．大棗は能く臍下の動を治するものである．この臍下の動悸が上に盛なる者を桂枝加桂湯とする．桂枝加桂湯の臍下を去って心下にだけあるものを茯苓甘草湯とする．この3つの薬方は類似したものである．（『方函口訣』）

第8章 胸痺，心痛，短気病の脈証と治

　胸痺，心痛は，狭心症，心筋梗塞などを指します。栝楼薤白白酒湯，栝楼薤白半夏湯，枳実薤白桂枝湯，人参湯，薏苡附子散，烏頭赤石脂丸，九痛丸などを用います。

　短気病は，息切れ，呼吸促迫する病気です。茯苓杏仁甘草湯，桂姜枳実湯，橘枳姜湯などを用います。

1

胸痺の病，喘息，欬唾し，胸背痛み，短気，寸口の脈，沈にして遅，関上小緊数なるは，栝楼薤白白酒湯之を主る。

栝楼薤白白酒湯方

栝楼実一枚，搗く，薤白半斤，白酒七升。

右三味，同じく煮て二升を取り，分温再服す。

解説　胸痺の病は，喘々して，咳や痰があり，胸や背中が痛み，呼吸が速く，寸口の脈が沈遅で，関上の脈は小緊数であるのは，栝楼薤白白酒湯の主治である，というのが大意です。これは，心筋梗塞や狭心症にみられる症状です。栝楼実はウリ科のキカラスウリの種子です。薤白はユリ科のラッキョウの鱗茎，白酒は清酒を用いていますが，酢という説もあります。栝楼薤白白酒湯は，通常，狭心症に用います。

症例　急性心筋梗塞症後の狭心痛に栝楼薤白白酒湯．73歳，女性．診断は急性心筋梗塞症．患者は，20年前より高血圧症があり，15年前に心筋梗塞症を発症．199X年4月14日，整形外科に脊椎圧迫骨折にて入院中に，心筋梗塞症を再び発症した．第7病日にうっ血性心不全を併発した．大量の薬剤を投与して一時改善した．第16病日に狭心痛が出現した．抗狭心症薬を大量に投与しても改善はなかった．患者お

よび家族の同意を得て，栝楼薤白白酒湯（煎薬）を処方したところ，翌日より狭心痛は改善した．第33病日にCCUから一般病室へ移ることができ，第56病日に軽快退院となった．その後，続けて栝楼薤白白酒湯を服用して，約1年間経過を観察したが，たいへん良好な状態であった．筆者が病院を退職したのでその後の経過は不明である．〔森由雄治験〕

症例 狭心症に栝楼薤白白酒湯．75歳，女性．診断は狭心症．労作時呼吸困難，胸痛を主訴に，198X年6月28日，当院初診．最近，労作時の呼吸困難と胸痛が出現し，約100m位を歩行すると，呼吸困難と胸痛が出現し，安静にすると楽になる．心電図では，狭心症に一致する所見がある．レントゲン検査，心臓超音波検査，24時間心電図検査を施行し，労作性狭心症と診断した．2便は正常．中肉中背．脈診は弦．腹部は全体に軟．以上の所見から，労作性狭心症という診断の下に現代医学的薬物治療をすることにした．亜硝酸剤，ニコランジル，塩酸ジルチアゼムなどの抗狭心症薬を大量に投与した．しかし，労作時の胸痛が頻回に起こるので，ニトログリセリンを，毎日3〜4錠を舌下服用していた．多い時には，ニトログリセリンを1日10錠舌下服用することもあるという．何とか胸痛を軽減することはできないものかと考え，現代医薬に併用して，患者の同意を得て，栝楼薤白白酒湯を投与することにした．栝楼薤白白酒湯を投与して1週間後来院した．この1週間で，ほとんど胸痛がなくなり，ニトログリセリンをほとんど服用する必要がなくなったという．この患者は約4年間，栝楼薤白白酒湯を服用して良好な経過であった．〔森由雄治験〕

応用 狭心症，心筋梗塞

名医の論説 〔吉益東洞〕栝楼薤白白酒湯，胸背痛み，喘息し，咳唾する者を治す．（『方極』）

栝楼薤白白酒湯の要点

狭心症に用いる

2 胸痺，臥するを得ず，心痛，背に徹する者，栝楼薤白半夏湯之を主る．

栝楼薤白半夏湯方

栝楼実一枚，薤白三両，半夏半斤，白酒一斗．
右四味，同じく煮て四升を取り，一升を温服す，日に三服す．

解説 胸痺（狭心症，心筋梗塞）で，横になることができず，胸が痛んで背中まで痛みがあるものは，栝楼薤白半夏湯の主治である，という条文です．栝楼薤白半夏湯は，栝楼薤白白酒湯に水毒（痰飲）に効く半夏を加えたものと考えられます．通常の胸痺には栝楼薤白白酒湯を用い，一段重症なものには栝楼薤白半夏湯を用います．

症例 狭心症に栝楼薤白半夏湯．70歳，男性．病名は狭心症．患者は，某総合病院にて高血圧症，狭心症，高尿酸血症の病名のために7種類の薬剤を投与されている．199X年5月頃より，安静や労作に関係なくほとんど毎日のように頻回に狭心症発作が起こるようになった．ニトログリセリン1錠で効果がなく，2錠，3錠と続けて服用して狭心症発作が止むことがある．8月24日，漢方薬による治療を希望して，当院を受診した．腹診では所見はない．舌に黄色い苔がある．舌の所見を痰飲と考え，栝楼薤白半夏湯（煎薬）を与えた．24日の夕方に服用して，翌25日は全く胸痛がなかった．以降2ヵ月間，胸痛がなくたいへん良好な状態であった．長期間の経過は追えなかったが，毎日生じていた胸痛が漢方薬を服用してから消失したことは，この漢方薬が効果があったと考えられる．〔森由雄治験〕

応用 狭心症，心筋梗塞

栝楼薤白半夏湯の要点

より重症な狭心症などに用いる．水毒あり

---

3 胸痺，心中痞し，留気，結んで胸に在り，胸満，脇下より心を逆搶するは，枳実薤白桂枝湯之を主る．人参湯も亦之を主る．

枳実薤白桂枝湯方

枳実四枚，厚朴四両，薤白半斤，桂枝一両，栝楼実一枚，搗く．
右五味，水五升を以て，先ず枳実厚朴を煮て，二升を取り，滓を去り，諸薬を内れ，煮ること数沸，分温三服す．

人参湯方

人参，甘草，乾姜，白朮各三両．
右四味，水八升を以て，煮て三升を取り，一升を温服す，日に三服す．

解説 胸痺で，胸がつかえて，気がめぐらず胸に集まっていて，胸が張って，脇の下から痛みが胸につき上げてくるのは，枳実薤白桂枝湯の主治であり，人参湯もまた主治である，という条文です．枳実薤白桂枝湯の治験例はありません．

症例 「相州津久井県町谷村の60余歳の男子が数年前から心痛を患い，症状のひどい時は痛みが背中に放散するほどである．前の医師で，後世方の医師は，大七気湯，四君子湯など薬を与え，古方の医師は，半夏瀉心湯，栝楼薤白半夏湯など与えたが，全く効果はなかった．私（志村鳴鶴）に治療を乞うたが，腹診は著明な所見はなく，毒が裏の底について心痛を生じたのだとして，大承気湯を100日余り用いたが，効果はなかった．ついに，岑少翁先生に診察を依頼した．岑少翁先生が，病人を仰向けに寝かせて腹診したが所見はなかった．次に病人を座らせて心下を按圧すると，薄い板のようであった．先生は，私にこれは心下痞鞕（p.20，図2 参照）である，と言い，人参湯を5，60貼服用して治癒した．」（志村鳴鶴『継興医報』）

応用 狭心症，心筋梗塞

名医の論説
〔浅田宗伯〕人参湯，この方は胸痺の虚症を治する方であるが，理中丸を湯（前薬）となす意味であり，中寒霍乱などすべての太陰病の吐痢の症（嘔吐下痢症）に用いて宜し．（『方函口訣』）

〔百々漢陰，百々鳩窓〕栝楼薤白白酒湯，栝楼薤白半夏湯の二方は痛みを主とする．枳実薤白桂枝湯は，心下より胸を衝いてくるのを治療するのが主な効能である．原因は，やはり水毒によるものと考えられる．（『梧竹楼方函口訣』）

参考文献 大塚敬節：症候による漢方治療の実際，335頁，南山堂，1988

4 胸痺，胸中気塞り，短気するは，茯苓杏仁甘草湯之を主る．橘枳姜湯亦之を主る．

茯苓杏仁甘草湯方
茯苓三両，杏仁五十箇，甘草一両． 右三味，水一斗を以て，煮て五升を取り，一升を温服す，日に三服す．

橘枳姜湯方
橘皮一斤，枳実三両，生姜半斤． 右三味，水五升を以て，煮て二升を取り，分温再服す．

解説 胸痺で，胸中の気が塞がって，呼吸が速くなる（短気）のは，茯苓杏仁甘草湯の主治であり，橘枳姜湯もまた主治である，という条文です．筆者は茯苓杏仁甘草湯を軽症の狭心症に用いています．

症例 労作性狭心症に茯苓杏仁甘草湯．73歳，男．X-6年3月，労作性の胸痛が出現し，当時筆者が勤務していた某総合病院内科を受診して労作性狭心症と診断．心臓カテーテル検査を受け，冠動脈の狭窄が認められた．12月，別の某病院で心臓のACバイパス手術を受けた．その後は某病院で治療を受けている．6年後のX年より当院で胃炎で加療している．狭心症については病院の循環器科で約7種類の抗狭心症薬を投与されている．最近まで狭心症の安定している状態であった．さらに6年後のX+6年11月15日午前3時，安静時に胸痛が起こりニトログリセリン1錠を舌下したが改善せず，もう1錠舌下したが無効であった．救急車で病院の循環器科を受診し，心電図には変化はなかったという．病院の帰りに当院を受診した．胸痛を漢方で何とか治療してほしいという．脈は弦，腹証は腹力は軟で軽度の心下痞がある．患者は神経質である．「胸痺，胸中気塞」の証と考え茯苓杏仁甘草湯（煎薬）を投与した．12月10日，煎じ薬を服用して胸痛は1回もない．12月27日，漢方薬があまりによく効いたので，現代医学の薬を自分の考えで一時中止してみたところ，胸痛が生じた．危険なので自分勝手に薬を中止してはいけないと注意を与え，その後，約6年間経過をみているが，ひどい胸痛発作はなく良好な状態である．〔森由雄治験〕

応用 狭心症，心筋梗塞

名医の論説	〔浅田宗伯〕茯苓杏仁甘草湯は，息切れ（短気）を主とする．故に胸痺だけでなく支飲（水毒）による喘息などで，息切れがひどい者に用いて意外に効を奏する．また打撲で，体が痛くて，歩行すれば息切れする者は，まだ瘀血が残っているのである．下剤で瘀血が下らない時に，茯苓杏仁甘草湯を用いて効果がある．（『方函口訣』）

参考文献	大塚敬節：症候による漢方治療の実際，273頁，南山堂，1988

茯苓杏仁甘草湯の要点

軽症の狭心症に用いる．息切れ

5 胸痺，緩急の者，薏苡附子散之を主る．

薏苡附子散方

薏苡仁十五両，大附子十枚，炮ず．
右二味，杵きて散となし，方寸匕を服す．日に三服す．

解説 胸痺で，差し迫った場合には，薏苡附子散の主治である，という条文です．薏苡附子散の治験例は多くありません．

症例 「23歳の男子が，全身が麻痺して，下半身が殊に甚だしい．前医は八味丸料などを用いたが麻痺はだんだん強くなって，腹部より胸脇の真ん中まで急痛して手足ともに麻痺し，腕の所の痛みがひどくなり危篤の状態となってきた．私（宇津木昆台）が診察すると脈は浮弦で力なく，一身手足ともに麻痺し，胸の前の皮膚は痛んで手を触れることもできないだけでなく，手拭きの端を少し胸の前の皮膚に触れると涙が出て耐えられない程の痛みがある．私は薏苡附子散に甘草を加えて煎服させると，次の日に手拭きで胸前に触れても痛みはなく，手で軽く撫でても少しも痛まず，昨日に比して10のうち7，8割を減じ，それよりだんだんと腹診もできるようになり，手足も動き，起居もできるようになった．この病人はまだ若いので外見は元気そうに見えるが，世上のことに勉強辛苦して元気が虚したのであろう．大半治した後に手足の麻庫が甚だしく，冬になるとひどく冷えると云う．よって当帰四逆加呉茱萸

生姜湯に乾姜附子葛根を加えて与えると，翌春に至って10の症状のうち9割は全快した」(宇津木昆台『古訓医伝』)

応用　狭心症，心筋梗塞

| 名医の論説 | 〔浅田宗伯〕薏苡附子散は，散剤として用いると瞑眩がひどく起こるので料（煎薬）として用いる．胸痺で急な劇症を治すのである．また腸癰（急性虫垂炎）で急に脱候（ショック症状）を現す者にも用いるべきである．(『方函口訣』) |

第9章 腹満，寒疝，宿食病の脈証と治

　腹満は，腹が張るという病気の症状です．厚朴七物湯を用います．
　寒疝は，寒冷によって腹中が拘攣して，臍周囲が痛む病気のことです．附子粳米湯，大建中湯，大黄附子湯，赤丸，烏頭煎，当帰生姜羊肉湯，烏頭桂枝湯などを用います．
　宿食は，飲食物が完全に消化されずに腸内に停滞していることを示す言葉で，病気の原因です．大柴胡湯，大承気湯，外台の柴胡桂枝湯，外台の走馬湯などを用います．

1

病，腹満，発熱すること十日，脈浮にして数，飲食故の如し，厚朴七物湯之を主る．

厚朴七物湯方

厚朴半斤，甘草，大黄各三両，大棗十枚，枳実五枚，桂枝二両，生姜五両．
右七味，水一斗を以て，煮て四升を取り，八合を温服す，日に三服す，嘔する者，半夏五合を加う，下利には，大黄を去る．寒多き者は，生姜を加え，半斤に至らしむ．

解説　腹が張り，10日間発熱が持続，脈は浮で数である．飲食は異常ない場合は，厚朴七物湯の主治である，という条文です．次の症例のような，腸閉塞に類似した病気に用います．

症例　「一農家の子供で年齢20歳位．神仏詣より帰ってから，肺結核のように悪寒発熱し，顔色は衰えて痩せ，腹部は張って，息切れがあり，着物の前を合わせず，青い血管が乳下より，心下部の不容穴のあたりまで，ヘチマのようになっている．いつも暗い部屋に坐っていて，客には会いたくないという．脈は微，数である．私（原南陽）

は，この病気は難治であると，患者の父に告げた．父親は，簡単な病気でないことはわかっているので，先生に往診をお願いしたのである．たとえ死ぬことがあってもよいから，この国では他に誰にも，この子を託することはできません．どうか薬を処方して下さいと．私は，『急に死ぬことはないだろう』と言って厚朴七物湯を与えた．後に薬を取りに来て言うには『ずいぶんよくなった』と．さらに，厚朴七物湯を与えた．数日して往診を請われた．私は，難治と診断したので，もう診察する必要はないと言うと．その使いの者は『よくなったので，薬を加減して欲しい』と言う．そこで強いて往診してみると，患者は軽々と私を迎えてくれた．診ると，腹満が消えて，普通の腹部になり，悪寒発熱は止んで，元気になった．」（原南陽『叢桂亭医事小言』）

応用　腸閉塞

名医の論説
〔吉益東洞〕厚朴七物湯，腹満し発熱上逆し嘔する者を治す．（『方極』）
〔浅田宗伯〕厚朴七物湯は，桂枝去芍薬湯に小承気湯を合わせた薬方であり，発熱と腹満が目的である．（『方函口訣』）

厚朴七物湯の要点

自覚症状　発熱，腹満

2

腹中寒気，雷鳴切痛，胸脇逆満，嘔吐するは，附子粳米湯之を主る．

附子粳米湯方

附子一枚，炮ず，半夏半升，甘草一両，大棗十枚，粳米半升．
右五味，水八升を以て，煮て米熟し，湯成れば，滓を去り，一升を温服す，日に三服す．

解説　腹の中に寒気があり，ゴロゴロ腹が鳴って痛み，腹から胸脇に向かってつき上げてきて，嘔吐するのは，附子粳米湯の主治である，という条文です．

症例　「安針街，魚舗樋口長吉．魚肉を過食し，胸腹部に刺すような痛みがあり，重篤な状態となった．備急円を与えて，嘔吐，下痢が数回となり，疼痛はやや改善した．よって黄連湯を与え，ある夜，大量の嘔吐をして飲食物を摂取することができず，ひどい苦悶の状態となった．甘草粉蜜湯を服用し，嘔吐はしだいに収まり，その後寒疝を生じ，下腹が急に痛み，腹がゴロゴロ鳴りひどいと胸中に迫って汗が出て苦痛が甚だしい．先ず附子粳米湯を与え，腹痛発作が起こると，大建中湯を兼用して数十日して諸症状はしだいに改善して元気になった．」（浅田宗伯『橘窓書影』）

応用　腸閉塞

名医の論説　〔浅田宗伯〕附子粳米湯は，粳米の入った薬方は切痛を主とするのである．『外台秘要』には腹痛に秫米一味を用いるとある．附子粳米湯は寒疝の雷鳴切痛のみならず癖飲（水毒）の腹痛が甚しい者によい．又『外台秘要』では霍乱嘔吐に用いている．（『方函口訣』）

3　之を按じて心下満して痛む者，此れを実となすなり．当に之を下すべし，大柴胡湯に宜し．

大柴胡湯方
柴胡半斤，黄芩三両，芍薬三両，半夏半升，洗う，枳実四枚，炙る，大黄二両，大棗十二枚，生姜五両．
右八味，水一斗二升を以て，煮て六升を取り，滓を去り再煎し，一升を温服す．日に三服す．

解説　腹部を診察すると，心下満があって痛む者は，実証であるから，大柴胡湯で下すのがよい，という条文です．大柴胡湯は，高血圧症，肝炎，胆石症，気管支喘息，肥満症，鼻炎などに用いられます．

症例　「黒田侯篤之丞，年齢14歳．参勤交代で江戸へ向かう途中で，痢疾（急性下痢症）に罹った．江戸に着いた後，1日7, 80回も下痢と腹痛があり，寒熱往来，口渇，嘔吐があり，食欲はなく，疲労が甚だしい．私（浅田宗伯）は，これは邪気が盛んな状態であると判断し，この邪気を取り除かなければ，後に必ず大きな害になるであろう．虚しているように見えるが，実際は虚しているのではない，補剤を与える

べきではないと黒田侯の家臣に説明した．私の言に従い，大柴胡湯で下すこと2日で腹痛は大いに去り下痢は半減した．翌日，黄芩加半夏生姜湯を与えたところ，吐き気は止み食欲は進み，7，8日で下痢は治った．平素，腹皮拘急と微かな胸脇苦満があり，身体を動かすと食べた物が心下部につかえるので四逆散加呉茱萸茯苓を与えて徐々に治癒した．」浅田宗伯『橘窓書影』

応　用	慢性肝炎，感冒，胆石症，高血圧症，気管支喘息，糖尿病

名医の論説	〔吉益東洞〕大柴胡湯，小柴胡湯証にして心下痞鞕せず，腹満拘攣或いは嘔する者を治す．（『方極』） 〔浅田宗伯〕大柴胡湯は，少陽病の中の最も実証の場合に用いるのは勿論であるが，心下急，鬱々微煩と云うのを目的として用いる．癇症の鬱塞に用いるときは非常に効を奏す．（『方函口訣』）

4 腹満減ぜず，減ずるも言うに足らざるもの，当に須らく之を下すべし，大承気湯に宜し．

大承気湯方

大黄四両，酒にて洗う，厚朴半斤，皮を去り，炙る，枳実五枚，炙る，芒硝三合．
右四味，水一斗を以て，先ず二物を煮て，五升を取り，滓を去り，大黄を内れ，煮て二升を取り，芒硝を内れ，更に火に上せ一二沸し，分温再服す．下を得れば余りを服する勿れ．

解説 腹満が減じないで持続するものは下剤で下すのがよく，大承気湯を用いるのがよい，という条文です．大承気湯は，便秘症，精神病などに用いられます．

5 問うて曰く，人病んで宿食有り，何を以て之を別つと．師の曰く，寸口の脈，浮にして大，之を按じて反って濇，尺中もまた微にして濇，故に宿食有るを知る，大承気湯之を主る．

解説 宿食という病気があるが，どうして診断するのか，という質問に対して，先生が言うのには，寸口の脈が浮で大で，脈を按じると濇で，尺中の脈も微にして濇の時に，宿食があるのが分かるのである，これは，大承気湯の主治である，というのが大意です．宿食は飲食物が完全に消化されずに腸内に停滞するものです．宿食は宿便と同じと考えてよいでしょう．

6 脈数にして滑の者は実なり．これ宿食有り，之を下せば愈ゆ，大承気湯に宜し．

解説 脈が数で滑の者は実証であり，これは宿食があることを示している，下剤で下せば治癒する，大承気湯を投与するのがよい，という条文です．

7 下利，食を欲せざる者は，宿食有り，当に之を下すべし，大承気湯に宜し．

解説 下痢して，食欲がないのは，宿食があるからであり，下すべきである，大承気湯を投与するのがよい，という条文です．

症例 「日本橋通三街，山本藤兵衛の母，痔疾により，1ヵ月余り便秘で，便は乾燥して硬くなり，通じることはできない．肛門は火のように痛みが甚だしい．私(浅田宗伯)は大承気湯に黄芩と乳香を加えて服用させ猪胆汁を酢に和して肛門に灌ぎ，腫れた部位に塗った．一昼夜のうちに，燥屎7，8枚を下し，痔の痛みも改善し，数年の病気が治癒した．」(浅田宗伯『橘窓書影』)

名医の論説
〔吉益東洞〕大承気湯，腹堅満し，若しくは下利臭穢し，若しくは燥屎ある者を治す．凡そ燥屎ある者は臍下必ず磊砢（石が多く積み重なっている）なり．肌膚枯燥す．(『方極』)

〔浅田宗伯〕大承気湯は，胃実を治するのが主な薬剤であるけれども，承気は即ち順気の意であり気の凝結が甚だしい者に活用することがある．(『方函口訣』)

8

心胸中大いに寒え痛み，嘔して飲食する能わず，腹中寒え，上衝すれば皮起り，出で見われ頭足有り，上下し痛みて触れ近づくべからず，大建中湯之を主る．

大建中湯方

蜀椒二合，汗を去る，乾姜四両，人参二両．
右三味，水四升を以て，煮て二升を取り，滓を去り，膠飴一升を内れ，微火にて煎じ一升半を取り，分温再服す，一炊頃知りにして，粥二升を飲むべし，後更に服す．当に一日糜を食して，之を温覆すべし．

解説 胸腹部がひどく寒え痛み，嘔気がして飲食できず，腹部が寒え，上へつき上がるので，腹部の皮膚が盛り上がって，頭や足があるように，腹壁が上下し，疼痛のため触れることができない場合は，大建中湯の主治である，という条文です．大建中湯は，ガスが多く腹満があるものに用いられます．手術後の癒着による腸閉塞の治療と予防に効果があります．一炊頃は，飯を炊く位の時間です．

症例 腹満，便秘に大建中湯．75歳，女性．腹部手術の既往はない．20歳台より便秘症で，1年に1回位，激しい腹痛に苦しむことがある．200X年1月25日，1週間前から便秘で，お腹がしくしくと痛む．腹満があり，腹がゴロゴロと鳴り，ガスが腹に溜まっている感じである．脈は沈細．腹診では腹部はやや軟弱で，張っている．大建中湯を与えた．3日目に，大便やガスがいっぱい出て，腹痛がなくなった．腹部は柔らかくなり，腹満はなくなった．約2ヵ月間服用して廃薬とした．〔森由雄治験〕

応用 腹満，癒着性腸閉塞，便秘，尿路結石．その他インポテンツ，胃十二指腸潰瘍，膵臓炎，胆石症などに用いた報告がある．

名医の論説
〔吉益東洞〕大建中湯，腹大痛し，嘔して食する能わず，腹皮起ること，頭足あるが如き者を治す．（『方極』）
〔浅田宗伯〕大建中湯は，小建中湯と方意は大いに異なるけれども膠飴一味があるので，建中の意味は明らかである．寒気の腹痛は大建中湯で治すことができる．腹全体に腹痛があって胸にかかって嘔気があるか腹中で塊の如く凝結するのが目的である．故に諸々のひどい腹痛で，下から上へむくむくと持ち上がるような者に用いて著効がある．（『方函口訣』）

9

脇下偏痛, 発熱し, 其の脈緊弦, 此れ寒なり, 温薬を以て之を下せ, 大黄附子湯に宜し.

大黄附子湯方

大黄三両, 附子三枚, 炮ず, 細辛二両.

右三味, 水五升を以て, 煮て二升を取り, 分温三服す, 若し強人には二升半を煮て取り, 分温三服す, 服して後, 人の行くこと四五里の如くにして, 一服を進む.

解説 脇腹が痛み, 発熱し, 脈が緊弦の時は体内には寒があるのであり, 大黄附子湯のような温薬で下すとよい, というのが大意です. 一般の下剤は身体を冷やす性質を持っていますが, 大黄附子湯のように, 温めて下す処方もあります.

症例 「南伝馬街, 第一坊, 刀剣舗, 藤屋源次郎が, 左脚が腫痛し, 攣急して, 屈伸し難く数ヵ月治らない. 多くの医師は風湿であると診断したが, 私 (浅田宗伯) は, 熱はないし, 痺もない. 病は, 筋脈に存在する. 恐らくは, 疝毒より流注するものであろう. 芍薬甘草湯に, 大黄附子湯をあわせて, 服用させて, 当帰蒸荷葉, 礬石を使って, 熨剤として左下肢に温熱刺激を与えたところ数十日でよくなった.」(浅田宗伯『橘窓書影』)

応用 便秘. その他急性胆嚢炎, 急性膵臓炎, 慢性腎不全, 腸閉塞などに用いた報告がある.

名医の論説
〔吉益東洞〕大黄附子湯, 腹絞痛し, 悪寒する者を治す. (『方極』)
〔浅田宗伯〕大黄附子湯は, 偏痛を主とす. 左でも右でもどららでもよい. 胸下も広く取って胸肋骨より腰まで痛む場合に用いてよい. (『方函口訣』)

10

寒気厥逆は, 赤丸之を主る.

赤丸方

茯苓四両,半夏四両,洗う,一方に桂を用う,烏頭二両,炮ず,細辛一両,千金は人参に作る.
右六味,之を末とし,真朱を內れて色をなし,煉蜜にて麻子大の如くに丸じ,食に先だって三丸を酒にて,飲み下す.日に再,夜に一服す.知らざれば稍之を増し,知るを以て度となす.

解説	寒気厥逆とは,難しい表現ですが,浅田宗伯はこの条文を,寒疝が上逆し四肢厥冷するのである,と解説しています(浅田宗伯『雑病論識』).

名医の論説	〔吉益東洞〕赤丸,心下悸し,痰飲あり,悪寒或いは微厥する者を治す.(『方極』)

参考文献	田畑隆一郎:漢法ルネサンス,811頁,源草社,2002

11

腹痛,脈弦にして緊,弦は則ち衛気行らず,即ち悪寒す,緊は則ち食を欲せず,邪正相搏ち,即ち寒疝となす,寒疝は臍を遶りて痛み,若し発すれば則ち白汗出で,手足厥冷,其の脈沈弦の者,大烏頭煎之を主る.

烏頭煎方

烏頭大者五枚,熬り,皮を去り,咬咀せず.
右水三升を以て,煮て一升を取り,滓を去り,蜜二升を内れ,煎じて水気を尽くさしめ,二升を取る.強人は七合を服し,弱人は五合を服す,差えざれば明日更に服す.一日に再服すべからず.

解説	腹痛があり,脈が弦で緊で悪寒して食欲がなくなり,寒疝という病気になる.寒疝は臍の周囲が痛み,寒疝の発作の時は,白汗が出て,手足は冷えて,脈が沈弦の者は,大烏頭煎の主治である,というのが大意です.寒疝は冷えによって腹痛を生じる病気のことです.

| 症例 | 「京師界街の商人，井筒屋播磨家の男の使用人で，年70余歳，壮年より疝瘕（腹部の仮性の腫瘤で発作性の疼痛のあるもの）を患い10日，5日に必ず1回，症状が起こる．秋にひどい症状が起こり腰から下肢が攣急して，陰嚢が片方腫大して，腹部に入らんとする状態で，堪えがたい絞痛がある．多くの医師は皆必ず死ぬと言うが，先生はこれを診察して大烏頭煎を作って飲ませたところ，しばらくして瞑眩が起こり，気絶した．そして腹部がゴロゴロ鳴って，数升の液体を嘔吐してすぐに回復した．その後再発しなかった．」（吉益南涯『建殊録』） |

| 名医の論説 | 〔吉益東洞〕大烏頭煎，毒臍を繞りて絞痛し，或いは自汗出で，手足厥冷する者を治す．（『方極』） |

12

寒疝，腹中痛み，逆冷して，手足不仁す，若し身疼痛し，灸刺，諸薬にて治する能わざれば，抵当烏頭桂枝湯之を主る．

烏頭桂枝湯方

烏頭．右一味，蜜二斤を以て，煎じて半を減じて，滓を去り，桂枝湯五合を以て之を解き，一升を得せしめて後，初め二合を服し，知らざれば即ち三合を服し，又，知らざれば復加えて五合に至る．其の知る者は醉状の如し，吐を得る者，病に中るとなす．

桂枝湯方

桂枝三両，皮を去る，芍薬三両，甘草二両，炙る，生姜三両，大棗十二枚．右五味，剉み，水七升を以て，微火にて煮て三升を取り，滓を去る．

| 解説 | 寒疝病で，腹部が痛み，冷えて，手足がしびれ，身体が痛んで鍼灸や薬で治療できないのは，烏頭桂枝湯の主治である，という条文です． |

| 症例 | 「50歳の男性．左半身麻痺で，口や眼はゆがみ，言語障害があり，手足はふるえている．私（六角重任）は烏頭桂枝湯を与えたところ，患者は嘔吐して，たいへん苦しんだので，家人はひどく驚いた．私は『心配いらない，これは薬の瞑眩である』と説明し，その後，すべての症状は治癒した．」（六角重任『古方便覧』） |

名医の論説　〔浅田宗伯〕烏頭桂枝湯は，寒疝（鼠径ヘルニア）の主剤である．腰腹陰嚢にかけて痛む者に用いる．後世方では，附子建中湯を用いるけれども烏頭桂枝湯を蜜煎にした方が即効がある．また，失精家で常に腰足冷えて，臍腹に力なく，下肢が弱く痩せて腰痛のある者は，烏頭桂枝湯や大烏頭煎が効果がある．証によって鹿茸を加えたり，末とし加えるのもよい．（『方函口訣』）

13 外台の烏頭湯，寒疝，腹中絞痛し，賊風，入って五臓を攻め，拘急して転側するを得ず，発作時有り，人をして陰縮まり，手足厥逆を治す．

解説　外台の烏頭湯は，寒疝で，腹部が絞られるように痛み，外邪が体内に入って，五臓を攻め，ひきつって寝返りができない状態で，このような発作が時々起こり，陰嚢が縮まり，手足が冷えているものを治す，というのが大意です．烏頭湯は，烏頭桂枝湯と同じものです．

症例　「駒込村，水越利栄の妻，年齢40余歳．脳卒中になり，右半身麻痺と疼痛がある．笹山道山医師が大続命湯を投与したが全く効果がなかった．山田業広医師に診察を依頼した．山田業広医師はその疼痛に着眼して『金匱要略』の烏頭湯を与え，遂に治療することができた．」（山田業広『井見集附録』）

応用　関節リウマチ．その他坐骨神経痛，三叉神経痛，腸閉塞などに用いた報告がある．

名医の論説　〔浅田宗伯〕烏頭湯は，歴節（関節リウマチ）の重症例に用いて速効がある．また白虎風（関節リウマチ）の痛みがひどい者にも用いる．屈伸することができないというのが目的である．ある婦人が上肢の痛みがひどく，屈伸することができない，昼夜痛みのために号泣し，多くの医師が治療を尽くしても治すことができなかったのを，私（浅田宗伯）は烏頭湯を用いてすぐに治療することができた．烏頭湯は甘草の分量が少なかったり，蜜を加えなければ効果はない．この二味はよく血脈を和して筋骨を緩めるのである．（『方函口訣』）

14 外台の柴胡桂枝湯方，心腹卒中痛の者を治す．

> **外台の柴胡桂枝湯方**
> 柴胡四両，黄芩，人参，芍薬，桂枝，生姜各一両半，甘草一両，半夏二合半，大棗六枚．
> 右九味，水六升を以て，煮て三升を取り，一升を温服す，日に三服す．

解説 外台の柴胡桂枝湯は，突然に胸腹部が痛む者を治す，という条文です．柴胡桂枝湯は，胸脇苦満と腹直筋の攣急の腹証を目標にして使用します．柴胡桂枝湯は，こじれたかぜ，胃炎，胃潰瘍，てんかん（芍薬を1.5倍に増量）に用いられます．

症例 胃潰瘍に柴胡桂枝湯加茴香牡蛎．64歳，女性．最近，食後60〜90分位すると胸から背中が痛くなり，上腹部が痛くなるという．199X年4月1日，腹痛，背部痛を主訴として当院を受診した．腹診では腹力は中等度で，胸脇苦満と腹皮拘急がみられた．柴胡桂枝湯加茴香牡蛎を投与した．4日服用して腹痛,背部痛は改善した．胃透視で小弯胃角上部に陰影欠損がみられ，胃内視鏡では小弯胃角上部に胃潰瘍（H1 stage）がみられた．病理組織検査では良性であった．〔森由雄治験〕

応用 こじれたかぜ，胃炎，胃潰瘍，てんかん（芍薬を1.5倍に増量），慢性膵炎

名医の論説
〔吉益東洞〕柴胡桂枝湯は，小柴胡湯，桂枝湯，二方の証相合する者を治す．（『方極』）
〔浅田宗伯〕柴胡桂枝湯は，世間の医師はかぜ薬であると考えているが，そうではなく，結胸*に類似した症状で，心窩部に物がつかえてすっきりしないこと（心下支結）を目的とする薬である．ただ表症が一部残っているので桂枝を用いるのである．『金匱要略』では，寒疝腹痛に用いている．また腸癰（虫垂炎）の初期の腹部一面に突っ張って（拘急）季肋部に続いていて，その熱状が傷寒に似ているが異なる者は，この方でよい．（『方函口訣』）

*結胸は病邪が胸の中で固まって心窩部が痛み按圧すると硬く張っている状態をいう．

参考文献 大塚敬節：漢方の珠玉，222頁，自然と科学社，2000

15 外台の走馬湯，中悪，心痛，腹脹，大便通ぜざるを治す．

外台の走馬湯方

巴豆二枚，皮心を去り，熬る，杏仁二枚．
右二味，綿にて纏み，槌にて砕かしめ，熱湯二合を以て，白汁を捻り取り之を飲む．当に下るべし．老小は之を量る，飛尸，鬼撃病を通治す．

解説 外台の走馬湯は，急性中毒や胸腹部の疼痛，腹満，便秘を治する，というのが大意です．走馬湯は，激しい嘔吐や下痢を引き起こす劇薬です．

症例「明宮（大正天皇）は明治12年8月31日に御誕生．そのとき既に全身に天然痘のような発疹があって，体質は虚弱であったので，甘連湯加紅花大黄を作り服用していただいた．発疹は徐々に消失し，大小便もよく出て9月4日臍帯は落下した．一般状態は平穏であったが，9月24日に，半身浴の後で痙攣を起こし危篤になった．熊胆，生姜汁などの薬も服用することができない．私（浅田宗伯）は走馬湯を作り，管で灌ぎ入れたところ，大便が少し出て，涎を吐き呼吸は改善した．そして千金五香湯を以て調理し，手足の痙攣が少しあるので芍薬甘草湯加羚羊角を兼用した．」（浅田宗伯『橘窓書影増補』，森由雄訳）

応用 重症の食中毒

名医の論説〔浅田宗伯〕走馬湯は，食中毒（中悪卒倒），いろいろな急性病で口が強ばって開かない意識障害の患者に，この薬をそそぐ時，2，3滴で効果がある．（『方函口訣』）

第10章 五臓の風寒, 積聚病の脈証并びに治

　本章は，五臓の風寒病の中で，心，肝，脾，肺，腎の5つの臓の中風について述べられ，錯簡が多くみられます．
　積聚病は腹部に結塊があって，腫脹や疼痛をともなう病気であると思われます．麻子仁丸と甘姜苓朮湯が重要な薬方です．

1

趺陽の脈，浮にして濇，浮なれば則ち胃気強し．濇なれば，則ち小便数，浮濇相搏ち，大便則ち堅く，其の脾約となす，麻子仁丸之を主る．

麻子仁丸方

麻子仁二升，芍薬半斤，枳実一斤，大黄一斤，厚朴一尺，杏仁一升．
右六味，之を末とし，煉蜜に和し梧子大に丸じ，十丸を飲服す，日三，知るを以て度となす．

解説　趺陽の脈が浮で濇である．浮は胃気強いことを示し，濇は小便数を示している．浮と濇が相合わさって，大便は硬くなり，便秘となり麻子仁丸の主治である，というのが大意です．趺陽の脈は，足の足背動脈の拍動であり，胃腸の機能を反映するとされています．脾約とは大便が秘結すること，即ち便秘のことです．老人や体力のない人の便秘に用いられます．また，『傷寒論』の陽明病に同じ条文があります．

応用　便秘

名医の論説　〔吉益東洞〕麻子仁丸，平日，大便秘す者を治す．（『方極』）

| 参考文献 | 大塚敬節：症候による漢方治療の実際, 295頁, 南山堂, 1988 |

2 腎著の病，其の人身体重く，腰中冷え，水中に坐するが如く，形水状の如くにして，反って渇せず，小便自利し，飲食故の如きは，病，下焦に属す．身労して汗出で，衣裏冷湿し，久久にして之を得．腰以下冷痛し，腹重きこと五千銭を帯ぶるが如し．甘姜苓朮湯之を主る．

甘草乾姜茯苓白朮湯方

甘草，白朮各二両，乾姜，茯苓各四両．
右四味，水五升を以て，煮て三升を取り，分温三服す，腰中即ち温まる．

解説 腎著の病は，身体が重く，腰が冷え，水中に座っているようで，浮腫状で，口渇はなく，小便はよく出て，食欲は変わらないのは下焦の病気である．身体が疲労して汗が出て，衣服の裏を汗が濡らすために湿気を帯び，長い時間かかって，この病気になる．腰より下が冷えて痛み，五千銭の重い銭を身につけるほど腹部が重くなるのは，甘姜苓朮湯の主治である，というのが大意です．甘姜苓朮湯は，腰以下が冷えて痛み，多尿の者に用います．甘姜苓朮湯は，一般的には苓姜朮甘湯といわれます．

症例 背部痛，左側腹部痛に苓姜朮甘湯合大黄附子湯．63歳，主婦．199X年10月2日，背部痛や左側腹部痛を主訴に，当院初診．若い頃から冷え症で，最近特に腰が冷えて重く感じる．尿の出がよくない．便秘症である．普段は首や肩や背中が凝り，足のだるさや腰痛も時々みられる．149cm，56kgと小柄で小太りである．舌は舌質，淡紅，舌苔，薄白苔，脈診，沈，細．腹診，腹力は中等度，左側腹部に圧痛がある．以上の所見から，苓姜朮甘湯合大黄附子湯（附子0.5，大黄1）を煎薬で与えた．10月4日朝，便通がよくなり尿もよく出るようになった．背部痛はかなり改善した．10月5日，腹部にガスがたまると訴えるので，厚朴4を加味した．10月12日，たいへん調子がよく，背部痛，左側腹部痛はほとんどなくなった．〔森由雄治験〕

応用 腰痛，夜尿症．その他，脱肛に用いた報告がある．

五臓の風寒，積聚病の脈証并びに治

名医の論説	〔吉益東洞〕苓姜朮甘湯，心下悸し小便自利し，腰中冷えて水中に坐するが如く，若くは疼み重く，形水状の如き者を治す．（『方極』） 〔浅田宗伯〕苓姜朮甘湯は，一名腎着湯と言って，下部腰間の水気に用いて効果がある．婦人，長年にわたって腰が冷えて帯下などがある者は，紅花を加えて与えれば更によい．（『方函口訣』）
参考文献	大塚敬節：漢方診療三十年，344頁，創元社，1985

苓姜朮甘湯の要点

自覚症状	腰以下の冷え，疼痛，多尿

第11章 痰飲，欬嗽病の脈証并びに治

　この章は，痰飲（水毒）と咳を主な症状とする病気について述べられています．

　痰飲の虚証には，苓桂朮甘湯，腎気丸，沢瀉湯，小半夏湯，小半夏加茯苓湯，五苓散，外台の茯苓飲などを用います．痰飲の実証には，十棗湯，大青竜湯，小青竜湯，木防已湯，木防已湯去石膏加茯苓芒硝湯，厚朴大黄湯，葶藶大棗瀉肺湯，已椒藶黄丸などを用います．

　欬嗽（欬は咳と同じ）の虚証には，桂苓五味甘草湯，苓甘五味加姜辛半夏杏仁湯などを用います．欬嗽の実証には小青竜湯を用います．

1

心下に痰飲有り，胸脇支満，目眩するは，苓桂朮甘湯之を主る．

苓桂朮甘湯方

茯苓四両，桂枝，白朮各三両，甘草二両．
右四味，水六升を以て，煮て三升を取り，分温三服す．小便則ち利す．

解説　心窩部に痰飲（水毒）があり，胸脇部が膨満し，めまいがするのは，苓桂朮甘湯の主治である，というのが大意です．飲（水毒）という病気には痰飲，懸飲，溢飲，支飲の4種類があります．痰飲は，以前元気だった人が，痩せてきて，水毒が腸間に溜まって，水の音がする場合を言います．懸飲は，水を飲んだ後に，水毒が脇下に溜まって，咳や痰が出て，胸が痛むのを言います．溢飲は，飲んだ水が流れて，四肢に到達し，汗が出るはずなのに，汗が出ないで，身体が重く痛むのを言います．支飲は，咳が出て苦しくなり，起坐呼吸の状態で，むくみがある場合を言います．苓桂朮甘湯は，普通，非回転性眩暈に用います．

症例	「下総の国，小見川西雲寺の住職．臍下に動悸があり，時々心下に迫り眩暈を生じて倒れてしまうという．頭の中に大きな石がのっている感じがして，上盛下虚で普通に歩くことができない．国中の多くの医師に治療を求めたが効果はなかった．江戸に出て，私（浅田宗伯）の治療を求めてきた．苓桂朮甘湯を与え妙香散を兼用して数十日で積年の病気が治癒した．」（浅田宗伯『橘窓書影』）

応用	非回転性のめまい，眼疾患．その他狭心症，慢性気管支炎，肺気腫，慢性糸球体腎炎などに用いた報告がある．

名医の論説	〔吉益東洞〕苓桂朮甘湯，心下悸し上衝し，起てば則ち頭眩し，小便不利する者を治す．（『方極』） 〔浅田宗伯〕苓桂朮甘湯は，支飲（胸部や心下窩部の水毒）を去るのを目的とす．気が咽喉に上って衝くもの，目眩するもの，手足振えるもの皆，水飲（水毒）に因るのである．起てば則ち頭眩と云うのが要点であるが，横になっていて眩暈する者にも心下逆満（心窩部の膨満）さえあれば用いる．それで治らない者は沢瀉湯である．（『方函口訣』）

苓桂朮甘湯の要点

自覚症状	心窩部の張り，動悸，めまい
他覚症状	沈脈（軽く圧迫して触れにくい，強く圧迫すると脈がよく触れる） 緊脈（有力で，絞った綱のようである）

2 夫れ，短気，微飲有り，当に小便より之を去るべし，苓桂朮甘湯之を主る．腎気丸も亦之を主る．

解説　呼吸促迫し，わずかな水毒がある時は，利尿により，小便から水毒を取り除くべきである．これは，苓桂朮甘湯や八味腎気丸の主治するところである，というのが大意です．水毒は利尿によって小便から水毒を取り除くという治療原則が述べられています．腎気丸は八味地黄丸，八味丸とも呼ばれます．八味地黄丸は「第4章 中風，歴節病の脈証并びに治」ですでに解説しました（p.32）．

症例 「十軒店の酒屋の新川屋の父親，年齢60余歳．呼吸困難と少しぜいぜいするという．下腹には力がなく，腰と下肢が重く歩行することができない．某医師は痰喘と診断して痰飲を除く薬を与えたが治らなかった．私(浅田宗伯)が診察したところでは，少し痰飲があるけれども，下焦の虚寒が主な病因である．痰飲の薬を与えるべきではない．よって八味丸料を与え，長期間服用して息切れは楽になり，散歩もできるようになった．」(浅田宗伯『橘窓書影』)

3 懸飲を病む者，十棗湯之を主る．

十棗湯方

芫花熬る，甘遂，大戟，各等分．
右三味，搗き篩い，水一升五合を以て，先ず肥なる大棗十枚を煮て，八合を取り，滓を去り，薬末を内れ，強人は一銭ヒを服し，羸人は半銭を服す．平旦に之を温服す．
下らざる者，明日，更に半銭を加う，快下を得て後，糜粥にて自ら養う．

解説 懸飲という病気は，十棗湯で治療することができる，という条文です．十棗湯は胸膜炎のような病気に用いられます．懸飲は，水を飲んだ後に，水毒が脇下に溜まって，咳や痰が出て，胸が痛むのを言います．胸膜炎などが懸飲の病気に相当します．

4 欬家，其の脈弦なるは水有りとなす，十棗湯之を主る．

解説 よく咳のでる人で，脈が弦の時は水毒があり，十棗湯の主治である，という条文です．

5

夫れ支飲家あり，欬煩し，胸中痛む者，卒に死せず，一百日或いは一歳に至る，十棗湯に宜し．

解説　支飲のある者で，咳があって，胸中が痛む者は，急死することはなく，百日から1年位生きている．十棗湯を服用するとよい，というのが大意です．

症例　「一婦人，心窩部が硬く膨満して耐えがたい痛みがあって，からえずき，呼吸促迫，左右に寝返りをうち，手足は微く冷え，背中は，板を入れたように硬くなっている．吉益南涯先生はこれに十棗湯を与えた．一服して痛みはすぐに止み，下痢を5，6回して諸症状は改善した．」（吉益南涯『成蹟録』）

症例　「宮城県仙台区弓町，斎藤某，20余歳．3年前より心下痞鞕があり時々絞られるような痛みがあり，腹痛雷鳴して飲食物や酸っぱい水を吐き，身体は痩せている．西洋医の治療を受けたが効果はなかった．私（白石弘平）の治療を求めてきた．診察すると，脈は弦で，気力はある．因って留飲（水毒）と診断し十棗湯を与えた．大便はよく出て3日経って米のとぎ汁のようなものを下して，症状は日々減じ10日余りで治癒した．」（白石弘平『和漢医林新誌』）

応用　胸膜炎．その他慢性気管支炎に用いた報告がある．

名医の論説
〔吉益東洞〕十棗湯，病胸腹にありて挈痛する者を治す．（『方極』）
〔浅田宗伯〕十棗湯は，懸飲（水毒）による内痛を主とする．懸飲とは外邪が内陥して胃中の水を胸へ引き挙げて胸に水気をたくわえるのである．（『方函口訣』）

十棗湯の要点

自覚症状	発汗，頭痛，咳，胸痛，呼吸困難，便秘，尿減少
他覚症状	〔腹証〕心窩部が膨満

6

溢飲を病む者，当に其の汗を発すべし，大青竜湯之を主る，小青竜湯も亦之を主る．

大青竜湯方

麻黄六両，節を去る，桂枝二両，皮を去る，甘草二両，炙る，杏仁四十箇，皮尖を去る，生姜三両，切る．大棗十二枚，石膏鶏子大の如く，砕く．
右七味，水九升を以て，先ず麻黄を煮て，二升を減じ，上沫を去り，諸薬を內れ，煮て三升を取り，滓を去り，一升を温服す，微似汗を取り，汗多き者，温粉にて之を粉す．

小青竜湯方

麻黄節を去る，三両，芍薬三両，五味子半升，乾姜三両，甘草三両，炙る，細辛三両，桂枝三両，皮を去る，半夏半升，湯にて洗う．
右八味，水一斗を以て，先ず麻黄を煮て，二升を減じ，上沫を去り，諸薬を內れ，煮て三升を取り，滓を去り，一升を温服す．

解説

溢飲とは，飲んだ水が流れていって，四肢に到達し，汗として出るはずなのに，汗が出ないで，身体が疼重く痛む病気を言い，溢飲の治療には，発汗をさせるとよい．大青竜湯や小青竜湯で治することができる，というのが大意です．大青竜湯や小青竜湯は，身体の末梢部分の水毒の治療に応用されます．筆者は，大青竜湯を花粉症に用いてよく効いた症例を経験しました．

大青竜湯の症例

「日本橋通四街，加勢屋忠兵衛の母で年齢は60余歳．感冒の後，全身が浮腫となり脈は浮大で大小便は通じない．身体は固くなって起き上がることができない．時々悪寒する．加勢屋忠兵衛はたびたび治水の薬を与えたが，浮腫は益々ひどくなった．私（浅田宗伯）が診察したところでは，『これは風水である．大いに発汗しなければ治癒はしない．』と家の者に言った．大青竜湯を続けて服用させた．布団をかぶって温かくして発汗させたところ，浮腫は大いに減じて身体が軽くなった．心下痞塞と両足に少し麻痺の症状が残っており，九味檳榔湯を与えて治癒した．」（浅田宗伯『橘窓書影』）

症例　大青竜湯の症例

強膜炎に大青竜湯．49歳，男性．42歳の時から，眼が腫れて痛くなり，某病院眼科を受診して強膜炎と診断された．症状は眼が赤く腫れてきて，押さえつけられるような痛みである．眼科で治療を受けているが，1〜2ヵ月に1回増悪があり，痛みは左右の眼に移動することがある．200X年1月25日，強膜炎について漢方治療を希望して，私の外来を受診した．身長170cm，体重83kg，脈は沈弦，顔は赤ら顔で，腹診では腹部は充実していて，実証で熱証と診断した．大青竜湯を処方した．2月8日（2週間後），3月1日（約5週間後），不変であった．3月15日（約7週間後），最近は眼が痛くならない．3月27日（約9週間後），症状は消失した．その後7ヵ月間，疲れると少し眼が痛む時があるが，全体にとても良好な経過であった．〔森由雄治験〕

大青竜湯の応用

感冒，インフルエンザ，急性腎炎，結膜炎，強膜炎．その他気管支喘息，流行性脳脊髄膜炎などに用いた報告がある．

名医の論説

〔吉益東洞〕大青竜湯，喘及び咳嗽し，渇して水を飲まんと欲し，上衝し，或いは身疼し，悪風寒ある者を治す．（『方極』）

〔浅田宗伯〕大青竜湯は，強い発汗剤であるが，その他，溢飲（水毒），或いは肺脹（気管支喘息），脈が緊で，表症（頭痛，発熱などの症状）が盛んな者に用いて効あり．また天行赤眼或いは風眼（流行性結膜炎）の初期，この方に車前子を加えて大発汗する時は奇効あり．（『方函口訣』）

大青竜湯の要点（麻黄湯証＋煩躁）

自覚症状	頭痛，発熱，悪寒，無汗，口渇，煩躁
他覚症状	浮脈（軽く圧迫してよく触れるが，強く圧迫すると脈が触れにくい） 緊脈（有力で，絞った綱のようである）

症例　小青竜湯の症例

「御広式添番，森村金之丞は長年にわたって気管支喘息を患い，かぜに罹れば必ず喘息発作を生ずる．私（浅田宗伯）は長年の慢性病が簡単に薬で治ることはない．風寒の病を治療するのが先であると説明した．まず桂枝加厚朴杏仁湯，小青竜湯で発汗して表証を解し，麻黄甘草湯を2，3貼服用すれば，すぐに喘息発作はおさまって，出勤することができるようになった．森村金之丞は大いに喜んでこの方法に行って自分で薬を調合して良い効果があった．後年になって，かぜに罹ることは少なくなった．喘息発作も大いに減少した．」（浅田宗伯『橘窓書影』）

小青竜湯の応用

気管支喘息, アレルギー性鼻炎

名医の論説

〔目黒道琢〕小青竜湯は, 表には寒邪あり, 裏には水気あり, 其の水寒逆して咳するを治す. (『餐英館療治雑話』)

〔浅田宗伯〕小青竜湯は, 表解せずして, 心下に水気あって咳喘する者を治す. この方を諸病に用いる目的は, 痰沫, 咳嗽があり, 裏熱がない症状が重要である. もし濃い痰になって熱の症状が強い者は, 清肺湯, 清湿化痰湯の薬方がよい. (『方函口訣』)

小青竜湯の要点

自覚症状　頭痛, 発熱, 悪風, 咳, 喘鳴, からえずき
他覚症状　[腹証] 両腹直筋の攣急

---

7 咳逆倚息, 臥するを得ず, 小青竜湯之を主る.

解説 咳込んで, 息苦しく, 横になることができないのは, 小青竜湯の主治である, という条文です.

8 膈間の支飲, 其の人喘満し, 心下痞堅, 面色黧黒, 其の脈沈緊, 之を得て, 数十日, 医之を吐下して愈えざるは, 木防已湯之を主る. 虚の者は則ち愈ゆ. 実の者は三日にして復た発す. 復た与えて愈えざる者, 木防已湯去石膏加茯苓芒硝湯に宜し. 之を主る.

木防已湯方

木防已三両, 石膏十二枚, 鶏子大, 桂枝二両, 人参四両.
右四味, 水六升を以て, 煮て二升を取り, 分温再服す.

木防已加茯苓芒硝湯方

木防已，桂枝各二両，人参，芒硝三合，茯苓各四両．
右五味，水六升を以て，煮て二升を取り，滓を去り，芒硝を内れ，再び微しく煎じ，分温再服す．微利すれば則ち愈ゆ．

解説 膈間に支飲（水毒）があり，喘々して胸が張り，胃の辺りが固くなり，顔色は黄色気味の黒色で，脈は沈緊で，数十日続き，医師が，吐下法の治療をしても治らない時は，木防已湯の主治である．軽い水毒であれば，すぐ治癒するが，重い水毒の場合は，3日でまた，再発する．木防已湯を与えて再発する場合は，木防已湯去石膏加茯苓芒硝湯を与えるとよい，というのが大意です．

膈間とは胸腹の間をいいます．「膈」は横隔膜のことですから，膈間の支飲とは，横隔膜の周囲の水毒です．木防已湯は，心不全や虚血性心疾患などに用いられます．

症例「御小納戸頭取，尾島主殿頭，50余歳，腹が張って腹水があり，四肢はひどい浮腫がある．小便は少なく，便秘している．腹証は心下堅鞕で医師は利水の薬を与えたが効果はなかった．私（浅田宗伯）は木防已湯去石膏加茯苓芒硝湯を与え，4，5日して腹の張りは減少した．心下もやや柔らかくなった．その後，胃苓湯加木香商陸を与え，六味丸加牛膝車前子を兼用して治癒した．」（浅田宗伯『橘窓書影』）

応用 心不全，虚血性心疾患．その他痛風性関節炎に用いた報告がある．

名医の論説〔浅田宗伯〕木防已湯は，膈間支飲（横隔膜の周囲の水毒）があって欬逆倚息（咳込んで息苦しい），短気（息切れ）して横になることができない者，浮腫んでいるものを治する．膈間の水気は，石膏でなければ取り除くことはできない．越婢加半夏湯，厚朴麻黄湯，小青竜加石膏の石膏は皆同じ意味である．処方の中の桂枝と人参で胃の中の陽気を助けて，心下の痞堅をゆるめ，防已で水道を利尿によって通じさせるのである．
木防已去石膏加茯苓芒硝湯は，水気が久しく去らないで，唇の皮が硬くなり乾燥して枯木の潤いがないような心下痞鞕，胸中利せずして微しく喘々する者を治す．（『方函口訣』）

参考文献 大塚敬節：漢方の珠玉，411頁，自然と科学社，2000

木防已湯の要点
自覚症状　浮腫，喘鳴，呼吸促迫，尿減少などの心不全症状
他覚症状　顔色悪い
[腹証] 心下痞堅（心窩部が板のように堅くて弾力がない）

9　心下に支飲有り，其の人冒眩に苦しむは，沢瀉湯之を主る．

沢瀉湯方

沢瀉五両，白朮二両．
右二味，水二升を以て，煮て一升を取り，分温再服す．

解説　心窩部に支飲（水毒）がある場合は，めまいに苦しみ，沢瀉湯で治療できる，という条文です．通常は，苓桂朮甘湯は立ちくらみや非回転性のめまいに用い，沢瀉湯は回転性のめまいに用います．

症例　「一婦人，頭に何かかぶさって，気分がふさぎ，めまいがひどく，起き上がることができない．他の症状がなくて，3年間，治らなかった．吉益南涯先生は，沢瀉湯を与えて，10日あまりで全治した．」（吉益南涯『成蹟録』）

症例　めまいに沢瀉湯．54歳，男性．主訴は眩暈，立ちくらみ．最近睡眠不足であり，横になって寝返りをうつと頭が「ふー」となる．199X年2月15日，朝起きて，めまいのために立ち上がれない．ふらついて，非回転性のめまいである．2, 3分で改善するという．このような症状が毎日続くので，2月20日，家族とともに当院を受診した．血圧140/70．脈は弦．腹部は力がある．苓桂朮甘湯エキスを3日間投与したが，症状は少しずつ悪化していて，1日中ふらつくという．2月22日，沢瀉湯（沢瀉10，白朮4）を煎薬で与えた．2月23日，午前中はふらつきがあったが，沢瀉湯を午前11時頃服用して午後にはふらつきは消失した．2月25日，診察室にニコニコして入ってきた．9割位の症状が改善した．〔森由雄治験〕

応用　眩暈症（回転性）

名医の論説　〔吉益東洞〕沢瀉湯，冒眩に苦しみ小便不利する者を治す．（『方極』）

沢瀉湯の要点

- **自覚症状** 頭に何かかぶさった感じ，回転性眩暈
- **他覚症状** [腹証] 振水音がみられることがある

---

10 支飲，胸満する者，厚朴大黄湯之を主る．

厚朴大黄湯方

厚朴一尺，大黄六両，枳実四枚．
右三味，水五升を以て，煮て二升を取り，分温再服す．

解説 支飲（咳込んで息苦しく，起坐呼吸して浮腫のある状態）で，胸が張っている者は，厚朴大黄湯の主治である，という条文です．厚朴大黄湯の治験例はありません．小承気湯，厚朴三物湯とは，薬物構成は同じですが，分量は異なります（表3）．

■表3 厚朴三物湯，小承気湯，厚朴大黄湯の比較

	麻黄	大黄	枳実
厚朴三物湯	8両	4両	5枚
小承気湯	2両	4両	3枚
厚朴大黄湯	1尺	6両	4枚

---

11 支飲，息すること得ざるは，葶藶大棗瀉肺湯之を主る．

解説 支飲で，息することができないほど苦しいのは，葶藶大棗瀉肺湯の主治である，という条文です．葶藶大棗瀉肺湯は，「第6章 肺痿，肺癰，欬嗽上気病の脈証と治」で，すでに解説しました（p.50）．

痰飲，欬嗽病の脈証并びに治

12

嘔家，本渇す．渇する者解せんと欲すとなす．今反って渇せず，心下に，支飲有るが故なり．小半夏湯之を主る．

小半夏湯方

半夏一升，生姜半斤．
右二味，水七升を以て，煮て一升半を取り，分温再服す．

解説 嘔吐のある人は，のどが渇き，のどが渇く者は，治ろうとする状態であり，口渇がないのは，心下に，支飲（水毒）があるからであり，小半夏湯の主治である，という条文です．小半夏湯はあまり治験例がありません．嘔吐のある時には，小半夏加茯苓湯を用いることが多いと思われます．

応用 嘔吐

名医の論説
〔浅田宗伯〕小半夏湯は，嘔家の聖剤である．水飲（水毒）の嘔吐には極めてよく効く．水飲の症は心下痞鞕して背中の第7，8胸椎のところに手掌大の冷えた部位がある者である．これらの証を目的としてこの方を用いるときは百発百中の効果がある．また胃虚で嘔吐して，食べ物が食道を通らない者は，先ずこの方を服用させて治らない者は大半夏湯を与える．これが小半夏湯と大半夏湯の区別である．（『方函口訣』）

13

腹満，口舌乾燥するは，此れ腸間に水気有り，已椒歴黄丸之を主る．

防已椒目葶藶大黄丸方

防已，椒目，葶藶，熬る，大黄各一両．
右四味，之を末とし，蜜にて丸じ，梧子大の如くす，食に先だちて一丸を飲服す．日に三服す．稍増せば，口中に津液有り，渇する者，芒硝半両を加う．

解説 腹満があり，口の中や舌が乾燥するのは，腸間に水気があるためである，これは已椒歴黄丸の主治である，という条文です．已椒歴黄丸（防已椒目葶藶大黄丸）はあまり使用される薬ではありません．

症例「稲毛長尾村，鈴木要造，50余歳．かつて心下に水飲があり時々げっぷと水を吐く．春になると嘔吐は止まり，腹が張って，腹がゴロゴロ鳴り，小便は減少し四肢に浮腫を生じ，腹の張りはひどくなった．脈は沈緊．2，3の医師が治療したが効果なかった．私（浅田宗伯）は留飲を去るべきであると言い，已椒歴黄丸料加芒硝を与えた．薬を服用した後，小便はよく出て腹の張りは改善した．手足に少し浮腫があるのみとなり，患者は大いに喜び，飲食を欲しいままにして，精神を疲労し，数日経って，前の症状が再発した．私は治療を辞して去った．しばらくして亡くなった．」
（浅田宗伯『橘窓書影』）

応用 浮腫．その他気管支喘息，肝硬変，慢性腎炎，心不全などに用いた報告がある．

名医の論説〔吉益東洞〕已椒歴黄丸，腹満ち，口舌乾燥し，2便渋滞する者を治す．（『方極』）

14 卒かに嘔吐，心下痞，膈間に水有り，眩悸する者，半夏加茯苓湯之を主る．

小半夏加茯苓湯方
半夏一升，生姜半斤，茯苓三両，一法に四両．
右三味，水七升を以て，煮て一升五合を取り，分温再服す．

解説 急に嘔吐し，心窩部がつかえ，膈間に水毒があり，めまいと動悸がある者は，半夏加茯苓湯の主治である，という条文です．小半夏加茯苓湯は，妊娠嘔吐や嘔吐を伴う急性胃腸炎などに用いられます．筆者自身，数人の妊娠嘔吐に用いてよかった経験があります．処方の中の生姜は，必ず，八百屋で売っている生の生姜を使うことが大切です．漢方薬の問屋が持ってくる『生姜』は乾燥した生姜ですので，嘔吐や吐き気を止める効果は少ないです．エキスでは，エキスをお湯で溶かして，

生の生姜の汁を加えて代用できます.

症例　「篠山侯の家臣, 村上兵左衛門の妻, 多年にわたって反胃（嘔吐症）を患い今年の冬になって益々ひどくなった. 飲食物を摂取することができず, 心下より臍上にかけて耐えられない疼痛がある. 私（浅田宗伯）は小半夏加茯苓湯橘皮を与え起廃丸（大黄, 生漆）を兼用した. 食事は蕎麦がきだけを与えた. 4, 5日して嘔吐が止み, 疼痛も減じた. この処方を続けて服用したところ再発はしなかった.」（浅田宗伯『橘窓書影』）

応用　妊娠悪阻, 嘔吐症

名医の論説
〔吉益東洞〕小半夏加茯苓湯, 小半夏湯証（吐して渇せざる者を治す）にして眩悸する者を治す.（『方極』）
〔浅田宗伯〕小半夏加茯苓湯は, 小半夏湯の症に停飲（水毒）を兼て渇する者を治す. また停飲があって嘔吐して, 食事をせず, 心下痞鞕, 或いは頭眩する者に効果がある. すべて飲食が進まない者或いはマラリア（瘧疾）の経過中に食が進まない者に, この方に生姜を倍加えて能く効を奏する.（『方函口訣』）

小半夏加茯苓湯の要点

自覚症状　嘔吐, つわり

15

もし, 痩人, 臍下に悸有り, 涎沫を吐して, 癲眩す, これ水なり, 五苓散之を主る.

五苓散方

沢瀉一両一分, 猪苓三分, 皮を去る, 茯苓三分, 白朮三分, 桂枝二分, 皮を去る.
右五味, 末となし, 白飲にて方寸匕を服す. 日に三服す. 多く暖水を飲む, 汗出でて愈ゆ.

解説 もし、やせた人で、臍の下に動悸があり、よだれや痰を吐いて、めまいをするならば、これは水毒によるのであり、五苓散の主治である、という条文です。

症例 急性胃腸炎に五苓散．27歳，女性．主訴は発熱，嘔吐，下痢．199X年11月12日午前6時頃より，5回嘔吐し，3回下痢した．下痢は水様の下痢便であった．朝食は摂取することができなかった．午後2時、当院初診となる．口渇が強くあり、尿量は少ない、腰がだるい．38.3度の発熱があり、脈は浮数である．腹力は中等度で特別な腹証はない．五苓散を投与した．午後3時に服用して、嘔吐や下痢はなく、腰のだるさも消失した．午後8時には発熱は37.5度となった．夜中には発汗して3回着替えた．翌日午前10時、体温は36.8度で嘔吐や下痢はない．昼にうどんを食べて少し気持ち悪くなったが、五苓散を服用して改善した．午後4時に診察して、すべての症状はなくなり治癒したと判断した．〔森由雄治験〕

応用 急性胃腸炎，片頭痛，三叉神経痛，腎炎

名医の論説
〔吉益東洞〕五苓散，消渇，小便不利し、若しくは渇して水を飲まんと欲し、水入れば則ち吐す者を治す．（『方極』）
〔浅田宗伯〕五苓散は、傷寒で口渇して小便不利が正面の証であるけれど、水逆の嘔吐にも用い、また畜水の癲眩（発作性痙攣）にも用い、その用広し．（『方函口訣』）

五苓散の要点
自覚症状 口渇，発熱，尿減少，嘔吐，浮腫
他覚症状 浮脈（軽く圧迫してよく触れるが、強く圧迫すると脈が触れにくい）

16 外台の茯苓飲は，心胸中に停痰宿水あり，自ら水を吐出して後，心胸間に虚気満ちて，食すること能わざるを治す．痰気を消して能く食せしむ．

外台の茯苓飲方

茯苓，人参，白朮各三両，枳実二両，橘皮二両半，生姜四両．
右六味，水六升にて，煮て一升八合を取り，分温三服す．人の行くこと八九里の如くにして之を進む．

解説 外台の茯苓飲は，腹部に水毒があり，水を嘔吐した後も，腹部にガスが溜まって，食べることできない者を治療でき，痰飲やガスを消して，よく食事ができるようになる，という条文です．茯苓飲は，慢性胃炎などに用いられます．

応用 胃炎

名医の論説
〔吉益東洞〕茯苓飲，心下痞鞕して悸し，小便不利し，胸満して自ら宿水を吐す者を治す．（『方極』）
〔浅田宗伯〕茯苓飲は，後世所謂，留飲（水毒）の主薬なり．人参湯の症にして胸中淡飲（水毒）ある者に宜し．南陽は此の方に呉茱萸牡蛎を加えて澼飲（水毒）の主薬とす．（『方函口訣』）

参考文献 大塚敬節：漢方診療三十年，238頁，創元社，1985

茯苓飲の要点

自覚症状	嘔吐，腹満，尿減少，動悸
他覚症状	[腹証] 心下痞鞕，振水音

17 青竜湯を下し已り，多唾，口燥，寸脈沈，尺脈微，手足厥逆して，気小腹より胸咽に上衝して，手足痺し，其の面，酔状の如く翕然として熱し，因って復た陰股に下流し，小便難，時に復た冒する者，茯苓桂枝五味甘草湯を与え，其の気衝を治せ．

桂苓五味甘草湯方

茯苓四両，桂枝四両，皮を去る，甘草炙る，三両，五味子半升．
右四味，水八升を以て，煮て三升を取り，滓を去り，分三温服す．

解説 小青竜湯を服用後，多くの唾液が出て，口が乾くのを覚え，寸の脈が沈，尺の脈が微で，手足は冷え，気が下腹より咽に上衝して，手足はしびれ，顔は，酔ったように赤くなり，気が下腹に流れ，小便が出にくくなり，時に頭にかぶったような感じがする者は，茯苓桂枝五味甘草湯を与えて，その気が上衝するのを治す，というのが大意です．茯苓桂枝五味甘草湯は桂苓五味甘草湯とも言われます．

名医の論説 〔吉益東洞〕桂苓五味甘草湯，心下悸し，上衝し，咳して急迫する者を治す．(『方極』)

参考文献 大塚敬節：漢方の珠玉，97頁，自然と科学社，2000

---

18 水去り嘔止み，其の人，形腫る者，杏仁を加えて之を主る．其の証は応に麻黄を内るべきに，其の人遂に痺するを以ての故に之を内れず，若し逆して之を内る者は必ず厥す．然る所以の者，其の人血虚し，麻黄其の陽を発するを以ての故なり．

苓甘五味加姜辛半夏杏仁湯方

茯苓四両, 甘草三両, 五味子半升, 乾姜三両, 細辛三両, 半夏半升, 杏仁半升, 皮尖を去る.

右七味, 水一斗を以て, 煮て三升を取り, 滓を去り, 半升を温服す, 日に三服す.

解説 水毒が去って吐き気が止み, 身体に浮腫がある者は杏仁を加える. その証は本来は麻黄を入れるはずであるのに, 麻黄によってしびれがくるので加えないのである. 誤って麻黄を加えると, 必ず手足が冷える. それは血虚になるためであり, 麻黄が陽を発することによって起こるのである, というのが大意です. 苓甘五味加姜辛半夏杏仁湯は, 苓甘姜辛夏仁湯という名称のほうが一般的です. 苓甘姜味辛夏仁湯は, 小青竜湯の虚証の処方です.

症例 41歳, 女性. 数年前より花粉症に罹り, 毎年春には鼻水, 鼻閉, 頭痛の症状があってつらいという. 200X年2月15日受診. 胃腸が弱く, 下痢しやすい. 脈は沈細. 腹力は弱い. 虚証の花粉症と診断し, 苓甘姜味辛夏仁湯を与えたところ, 服用してすぐに鼻水, 鼻閉などの症状が改善した. 〔森由雄治験〕

応用 花粉症, 気管支喘息, 慢性気管支炎

名医の論説 〔浅田宗伯〕苓甘姜味辛夏仁湯, この方は小青竜湯の心下に水気有りと云う処より変方したる者にて支飲の咳嗽に用ふ. (『方函口訣』)

参考文献 大塚敬節:漢方の珠玉, 375頁, 自然と科学社, 2000

苓甘姜味辛夏仁湯の要点
小青竜湯の虚証

19

先ず渇して後嘔するは，水心下に停まるとなす，此れ飲家に属す，小半夏茯苓湯之を主る．

解説 口渇があって，その後に嘔吐するのは，水が胃に留まっているからで，水毒があるためである．小半夏茯苓湯の主治するところである，というのが大意です．

第12章 消渇，小便利，淋病の脈証并びに治

　消渇は，口渇と頻尿，多尿を呈する疾患で，現代では，糖尿病などに相当します．消渇には，八味腎気丸，五苓散，文蛤散，栝楼瞿麦丸，蒲灰散，滑石白魚散，茯苓戎塩湯，白虎加人参湯を用います．
　小便利は，尿が出ているという症状です．
　淋病は小便が滞り，痛む病気です．猪苓湯を用います．

1

男子，消渇，小便反って多く，一斗を飲むを以て，小便一斗なるは，腎気丸之を主る．

解説 男子の消渇で，小便が多く，1斗（漢の時代の1斗は1.98リットル）を飲んで，1斗の小便がでるのは，八味腎気丸の主治である，というのが大意です．八味腎気丸（八味地黄丸，八味丸）は，腎の機能が低下したものに用います．前立腺肥大症，尿失禁，糖尿病，腰痛，白内障などに応用されます．八味地黄丸は「第4章 中風，歴節病の脈証并びに治」で，すでに解説しました（p.32）．

症例 尿失禁に八味腎気丸．患者は，52歳，女性．36歳で出産して，43歳の頃から咳をしたり，歩行中に尿失禁するようになった．某医大で腹圧性尿失禁と診断され，1年前に手術を受けたが，尿失禁は全く変化なく改善しなかった．199X年1月5日，当院を受診した．腹診で腹力は中等度であり，臍下不仁があり八味丸料を与えた．漢方薬を服用したその日から尿失禁がなくなった．現在も継続して服用中である．約7年間服用して良好な経過であった．〔森由雄治験〕

2 脈浮，小便不利，微熱消渇の者，宜しく小便を利し，発汗すべし，五苓散之を主る．

解説 脈が浮で，小便が少なくて，微熱があり消渇がある者は，小便を出したり，発汗させるのがよい．これは，五苓散の主治である，というのが大意です．五苓散は「第11章 痰飲，欬嗽病の脈証并びに治」で，すでに解説しました (p.97)．

3 渇して水を飲まんと欲し，水入れば則ち吐する者，名づけて水逆と曰う，五苓散之を主る．

解説 咽が乾いている時，水を飲んですぐに嘔吐するのは，水逆と言い，五苓散の主治である，という条文です．五苓散は，小児の嘔吐下痢症，腎炎，二日酔いなどに用いられます．

4 渇して水を飲まんと欲し，口乾舌燥の者，白虎加人参湯之を主る．

解説 口渇があり水を飲もうとし，口や舌が乾燥している者は，白虎加人参湯の主治である，というのが大意です．白虎加人参湯は感冒，湿疹，虫刺され，日射病，糖尿病，夜尿症などに用いられます．白虎加人参湯は「第1章 痓湿暍病の脈と証」で，すでに解説しました (p.16)．

5 脈浮，発熱，渇して水を飲まんと欲し，小便不利の者，猪苓湯之を主る．

猪苓湯方

猪苓皮を去る，茯苓，阿膠，滑石，沢瀉各一両．
右五味，水四升を以て，先ず四味を煮て，二升を取り，滓を去り，膠を内れ烊消し，七合を温服す，日に三服す．

解説 脈が浮で，発熱し，口が渇いて水を飲みたいと希望し，小便が少ない者は，猪苓湯の主治である，というのが大意です．

症例 尿路結石に猪苓湯．62歳，女性．20年前，腎臓結石を某病院で指摘されており，1年に1回程度，腎臓結石の発作が起こる．発作の時は自分で猪苓湯を購入して，ビールを多めに飲んで，1ヵ月半から2ヵ月位で結石を排出して，改善するという．199X年4月20日，腰部が重苦しくて血尿（肉眼的）が出た．5月24日，腰部が重苦しいという主訴で当院を受診した．診察と検査をして尿路結石と診断して，猪苓湯エキスを投与した．6月2日（9日目），直径8mmと直径5mmの結石を排出して，症状は改善した．〔森由雄治験〕

応用 尿路感染症，尿路結石，前立腺肥大症，慢性腎炎

名医の論説
〔吉益東洞〕猪苓湯，小便不利し，若しくは淋瀝し，若しくは渇して水を飲まんと欲する者を治す．（『方極』）
〔浅田宗伯〕猪苓湯は，下焦の蓄熱利尿の専門の薬である．もし上焦に邪気があり或いは表熱があれば五苓散の証である．すべての利尿の薬は，津液を分けて尿を作り出す効能がある．故に猪苓湯と五苓散はともに能く下痢を治すことができる．ただ其の作用する部位が異なるだけである．猪苓湯は下焦を主とするのである．淋疾（尿路感染症）或いは血尿を治す．其の他，実証の水腫や下部に水気があって呼吸正常である者に用いて能く功を奏す．（『方函口訣』）

猪苓湯の要点

自覚症状 排尿痛，残尿感，口渇，尿減少
他覚症状 尿が濁ったり，血尿がある

第13章 水気病の脈証并びに治

　水気病とは，浮腫を呈する病気のことです．水気病の虚証には，防已黄耆湯，麻黄附子湯，蒲灰散，黄耆芍桂枝苦酒湯，桂枝加黄耆湯，桂枝去芍薬加麻黄細辛附子湯などを用います．実証には，越婢加朮湯，越婢湯，防已茯苓湯，甘草麻黄湯，枳朮湯などを用います．

1

裏水は，一身面目黄腫，其の脈沈，小便不利，故に水を病ましむ，もし，小便自利するは，此れ津液を亡ぼす．故に渇せしむるなり，越婢加朮湯之を主る．

解説　裏水は，全身に浮腫があり，脈は沈で，小便は少ない．これは水毒の病気であり，もし，小便が多く出れば，体液が減少して，口渇する．これは越婢加朮湯の主治である，というのが大意です．急性腎炎に類似した病気と思われます．越婢加朮湯は，処方の中に麻黄や石膏を含んでいますので，実証に用い，虚証には，防已黄耆湯を用います．浮腫を引き起こす水気病には，風水，皮水，正水，石水，黄汗などの病気があります．風水は，脈が浮で，骨節疼痛し，悪風があります．皮水は，脈が浮で，浮腫があり，浮腫の部位を按圧すると指の痕が残ります．悪風はなく腹部は太鼓のようで，口渇はなく，治療は発汗法を行います．正水は，脈が沈遅で，喘々します．石水は，脈は沈，腹満があり喘々はしません．黄汗は，脈は沈遅で，発熱があり，胸が張って，四肢や頭部顔面は腫れ，なかなか治らず，必ず癰膿となります．越婢加朮湯については，『第4章 中風，歴節病の脈証并びに治』において，解説しました（p.34）．

応用　実証の水毒の病気，花粉症，変形性膝関節症，急性腎炎，眼病変など

参考文献 大塚敬節：症候による漢方治療の実際, 180頁, 南山堂, 1988

2 風水，脈浮，身重く，汗出で悪風する者，防已黄耆湯之を主る．腹痛は芍薬を加う．

防已黄耆湯方
防已一両，黄耆一両一分，白朮三分，甘草半両，炙る．
右剉み，毎服五銭匕，生姜四片，棗一枚，水盞半，煎じて八分を取り，滓を去り，温服す．良久しくして再服す．

解説 風水の病気で，脈が浮で，身体が重く，汗が出て悪風する者は，防已黄耆湯の主治であり，腹痛があれば芍薬を加える，というのが大意です．防已黄耆湯は，一般に「水太り」の体質に用いられます．変形性膝関節症，肥満症などに応用されます．防已黄耆湯は，「第1章 痙湿暍病の脈と証」で，すでに解説しました(p.12)．

症例 顎関節症に防已黄耆湯．患者は47歳，女性．中肉中背．1ヵ月前から，下顎が開けづらくなり，あくびをしても痛み，寿司を食べるのに口が開かなくて困るという．歯科医に，顎関節症と診断された．漢方薬で何とかならないかと言って，当院を受診した．色白である．腹証では，腹力は中等度で，水っぽい肌をしている．防已黄耆湯を処方した．2週間で痛みがなくなり，噛むのが楽になった．〔森由雄治験〕

参考文献 大塚敬節：症候による漢方治療の実際, 423頁, 南山堂, 1988

防已黄耆湯の要点
色白で水太り（体表の水毒），疲れやすい，下肢に浮腫

3 風水，悪風，一身悉く腫れ，脈浮にして渇せず，続いて自汗出で，大熱無きは，越婢湯之を主る．

越婢湯方

麻黄六両，石膏半斤，生姜三両，大棗十五枚，甘草二両．
右五味，水六升を以て，先ず麻黄を煮て，上沫を去り，諸薬を内れ，煮て三升を取る．分温三服す．悪風する者は，附子一枚，炮じて加う．風水には朮四両を加う．

解説 風水の病気で，悪風や全身の浮腫があり，脈が浮で口渇はなく，汗が自然に出て，体表の熱がない者は，越婢湯の主治である，というのが大意です．この条文の症状は，急性糸球体腎炎の症状に似ています．越婢湯の治験例は，ほとんどありません．

名医の論説 〔浅田宗伯〕越婢湯は，『脾気（胃腸機能）を発越（亢進）す』と云うのが本来の意味である．同じ麻黄剤であるけれども，麻黄湯や大青竜湯とは趣を異にして『大熱無く汗出』と云うのが目的である．故に肺脹（気管支喘息）や皮水（体表の水毒）等に用いて傷寒の溢飲（水毒）には用いない．また，麻杏甘石湯も越婢湯と同じ種類の薬方である．（『方函口訣』）

4

皮水の病たる，四肢腫れて，水気皮膚の中に在り，四肢聶聶として動く者は，防已茯苓湯之を主る．

防已茯苓湯方

防已三両，黄耆三両，桂枝三両，茯苓六両，甘草二両．
右五味，水六升を以て，煮て二升を取り，分温三服す．

解説 皮水の病で，四肢が腫れて，水気が皮膚の中に存在して，木の葉が動くように四肢が動く者は，防已茯苓湯の主治である，というのが大意です．「聶聶」は，木の葉が動くさまをいいます．

症例 「牛込，倉地久太郎の妻，年齢30余り．下腹部に腫瘤があり，月経は不順で腹部は張り腰は冷え顔色は貧血があり数年間治らない．私（浅田宗伯）は胞門虚寒（子宮

の冷え）の証と診断して，温経湯を与えた．その後月経は少し順調になり，腹満は減じたが，下腹部の腫瘤は同じである．そして四肢は少しむくみ，身体は黒くなった．私は「癖塊（腫瘤）は急に攻めない方がよい，まず水を治療すべきである」と説明して防已茯苓湯を与えた．すると，水気は去り血色も少しよくなり，苦痛のない状態となった．」（浅田宗伯『橘窓書影』）

名医の論説	〔浅田宗伯〕防已茯苓湯は，皮水（皮膚の水毒）を主とすれども方意は防已黄耆湯に近し．但し防已黄耆湯と異なり，朮を去って，桂枝，茯苓を加えるのは皮膚に専らに作用するためである．（『方函口訣』）

参考文献	矢数道明：臨床応用漢方処方解説，554頁，創元社，1979

防已茯苓湯の要点

四肢の浮腫，水太り

5 裏水は，越婢加朮湯之を主る．甘草麻黄湯も亦之を主る．

甘草麻黄湯方

甘草二両，麻黄四両．
右二味，水五升を以て，先ず麻黄を煮て，上沫を去り，甘草を内れ，煮て三升を取り，一升を温服す．重ね覆いて汗を出す．汗せざれば再び服す．風寒を慎む．

解説 体の内部にある水毒（裏水）は，越婢加朮湯の主治である．甘草麻黄湯もまた主治である，という条文です．越婢加朮湯は，変形性膝関節症，急性腎炎，関節リウマチなどに用いられます．越婢加朮湯は，この章の初めにすでに出てきました（p.107）．甘草麻黄湯は，気管支喘息の発作に用いて喘息発作を止める効果があります．

水気病の脈証并びに治

症例 喘息発作を甘草麻黄湯で止めた治験例．38歳，女性．主訴は喘息発作．199X年6月15日より，2年ぶりの喘息発作が出現した．夜中，喘息発作のために病院を受診した．注射を打ったが効果がなかった．内服薬を4種類投与されたが，喘息発作は持続するために，6月17日に当院を受診した．患者は，チアノーゼはなく，喘鳴があり，呼吸困難があり，痰も出る．腹証は腹力は中等度である以外に所見がない．喘息発作を止める目的で，甘草麻黄湯（甘草3，麻黄6）を与えた．甘草麻黄湯を服用して60分で，ぜいぜいしなくなり，呼吸困難も消失した．6月18日に来院して著明に改善した．その後，越婢加半夏湯を与えて治療した．〔森由雄治験〕

参考文献 大塚敬節：漢方の珠玉，572頁，自然と科学社，2000

甘草麻黄湯の要点

気管支喘息の発作止め

6 水の病たる，其の脈沈小は，少陰に属す．浮は風となし，水無く虚脹する者は気水となす．其の汗を発すれば，即ち已ゆ．脈沈なる者は，麻黄附子湯に宜し．浮なる者は杏子湯に宜し．

麻黄附子湯方

麻黄三両，甘草二両，附子一枚，炮ず．
右三味，水七升を以て，先ず麻黄を煮て，上沫を去り，諸薬を内れ，煮て二升半を取り，八分を温服す，日に三服す．

杏子湯方

解説 水毒の病気で，脈が沈小であるのは，少陰に属する．浮は風を示し，水がなくて虚脹する者は気水である．発汗させると，治癒する．脈が沈の者は，麻黄附子湯を投与するとよろしい．浮であれば杏子湯がよろしい，というのが大意です．麻黄附子湯は『傷寒論』の少陰病の麻黄附子甘草湯とほぼ同じ処方で，麻黄附子湯は麻黄が1両多くなっています．杏子湯は処方がありません．麻黄附子湯，杏子湯ともに治験例はありません．

7 厥して皮水の者は，蒲灰散之を主る．

解説 四肢が冷えて，浮腫がある者は，蒲灰散の主治である，というのが大意です．蒲灰散の治験例はありません．

8 問うて曰く，黄汗の病たる，身体腫れ，発熱し汗出でて渇し，状は風水の如く，汗衣を沾して，色正黄にして蘗汁の如く，脈自ら沈，何に従りて之を得るや．師の曰く，汗出でて水中に入りて浴し，水，汗孔より入るを以て之を得．耆芍桂酒湯に宜し之を主る．

黄耆芍桂枝苦酒湯方

黄耆五両，芍薬三両，桂枝三両．
右三味，苦酒一升，水七升を以て，相和し，煮て三升を取り，一升を温服す．当に心煩すべし，服すること六七日に至り乃ち解す．若し心煩止まざる者は，苦酒阻むを以ての故なり．

解説 黄汗の病気は，身体が腫れ，発熱し汗が出て口渇があり，症状は風水に似ているが，汗で衣服が濡れ，その色は黄柏の汁のように黄色で，脈は沈である．どうしてこの病気になったのでしょうかと質問すると，先生が言われるのには，汗が出ているのに，水中に入って沐浴したので，水が汗の孔より入って，この病気になったのであり，耆芍桂酒湯を服用するとよい，という内容です．黄耆芍桂枝苦酒湯（耆芍桂酒湯）は治験例がありません．

水気病の脈証并びに治

9 黄汗の病，両脛自ら冷ゆ，仮令ば発熱するも，此れは歴節に属す．食し已りて汗出で，又身常に暮れに盗汗出づる者，此れ労気なり．若し汗出で已って，反って発熱する者，久々にして，其の身必ず甲錯す．発熱止まざる者，必ず悪瘡を生ず．若し身重く，汗出で已って，輒ち軽き者，久々にして必ず身瞤し，瞤すれば即ち胸中痛む．又腰より以上必ず汗出で，下に汗なく，腰髖，弛痛し，物有りて皮中在るの状の如し，劇しき者は食すること能わず，身疼み重く煩躁して，小便不利，此れを黄汗となす，桂枝加黄耆湯之を主る．

桂枝加黄耆湯方

桂枝，芍薬各三両，甘草二両，生姜三両，大棗十二枚，黄耆二両．
右六味，水八升を以て，煮て三升を取り，一升を温服す，須臾にして，熱稀粥一升余を飲み，以て薬力を助け，温服して微汗を取る．若し汗せざれば更に服す．

解説 黄汗という病気は，両下腿が冷える．もし発熱すれば，これは歴節という病気である．食後に汗が出て，夕暮れになると盗汗が出る者は，労気である．もし汗が出て発熱する者は，皮膚がかさかさになる．発熱が続く者は，必ず皮膚にでき物が生ずる．もし身体が重く，汗が出て身体が軽くなり，それが長引くと身体がぴくぴくして，胸が痛むのである．また腰から上に必ず汗が出て，腰以下に汗はなく，腰がだるく，痛み，皮膚の下に何か物があって皮膚の中にあるような感じがして，ひどい時は食べることができないほどで，身体が痛み重くなって煩燥して，小便は少なくなる，これを黄汗という，桂枝加黄耆湯の主治である，というのが大意です．

応用 アトピー性皮膚炎（荊芥2 連翹3を加味），より虚証の時には荊芥2 樸樕3を加味

症例 アトピー性皮膚炎に桂枝加黄耆湯加味．17歳，男性．6歳の時から，アトピー性皮膚炎と診断されている．漢方治療を希望して，199X年7月15日当院を受診した．顔面，上半身，腕の曲がる部分にアトピー性皮膚炎特有の皮疹がみられる．腹証では腹皮拘急があり，腹部は軟弱である．陽証で虚証のアトピー性皮膚炎と診断して，桂枝加黄耆湯加荊芥2樸樕3を与えた．8ヵ月間，服用してほぼ完治した．3年後，偶然に家族の者に経過を聞いたところ，完全に治癒しているとのことであった．〔森由雄治験〕

名医の論説
〔吉益東洞〕桂枝加黄耆湯，桂枝湯証にして黄汗，若しくは自汗盗汗する者を治す．(『方極』)
〔浅田宗伯〕桂枝加黄耆湯，この方は能く盗汗を治す．又当帰を加え芍薬を倍して耆帰建中湯と名づけ痘瘡及び諸瘡瘍の内托剤とす．(『方函口訣』)

桂枝加黄耆湯の要点
陽証で虚証の湿疹，痒み，汗が多い

10
気分，心下堅，大なること盤の如く，辺り旋杯の如きは，水飲の作す所，桂枝去芍薬加麻辛附子湯之を主る．

桂枝去芍薬加麻黄細辛附子湯方
桂枝，生姜三両，甘草二両，大棗十二枚，麻黄，細辛各二両，附子一枚，炮ず．右七味，水七升を以て，麻黄を煮て，上沫を去り，諸薬を内れ，煮て二升を取り，分温三服す．当に汗出づべし．虫の皮中を行くが如くなれば則ち愈ゆ．

解説 気分の病気で，心下が堅く，大きさは盤の如くで，辺りは旋杯のようであるのは，水飲による病気で，桂枝去芍薬加麻辛附子湯の主治である，という条文です．気分とは，陽が虚している状態に寒気が襲ってきて，気が病気となる状態です(『金匱要略心典』)．あるいは，気血両虚証の時に，寒気によって障害されて気が張ってくる状態です(『医宗金鑑』)．桂枝去芍薬加麻黄細辛附子湯は，別名 桂姜棗草黄辛附湯とも呼ばれ，陰証の感冒，腰痛などに用いられます．桂姜棗草黄辛附湯の腹証は，心窩部にお碗を伏せたような膨隆がみられることがあります．

症例	51歳，女性，看護師．主訴は下痢，腹痛．現病歴は，199X年11月21日午前3時頃，腰が寒いので目が覚めた．午前6時半頃，両手首の関節が痛み，下痢をして，かぜを引いたかなと思い以前もらって残っていた真武湯エキスを一包服用した．しかし，症状はあまり改善しなかった．腹痛と足先の冷え，肩と首の痛みが徐々に出現してきた．朝食は食欲がなく摂ることができず，水分も欲しくない．昼食はうどんを食べた．発汗はない．寒けだけが強く感じる．午後3時，当クリニックを受診した．舌は淡紅，薄い白苔がある．脈は沈．腹診は心下部にお碗を伏せたような膨隆があり圧迫すると痛みがある．臍部から左右斜め下方の部位を圧迫すると痛みを訴える．腹診所見から，桂枝去芍薬加麻黄細辛附子湯（附子0.4）を与えた．午後8時頃，服用して，両手首と肩と首の痛みが少し改善した．午後12時頃，さらに服薬して寝た．11月22日朝，痛みがかなり改善した．昼には 両手首と肩と首の痛みは消失した．翌日23日，腹診をすると，心下部のお碗を伏せたような膨隆はなく，腹部の圧痛も消失していた．〔森由雄治験〕

応用	感冒，腰痛

名医の論説	〔吉益東洞〕桂姜棗草黄辛附湯，桂枝去芍薬湯，麻黄附子細辛湯二方の証の相合する者を治す．（『方極』）

桂姜棗草黄辛附湯の要点

自覚症状	陰証の感冒，疼痛
他覚症状	［腹証］心窩部にお碗を伏せたような膨隆がある

11
心下堅，大なること盤の如く，辺り旋盤の如きは水飲の作す所，枳朮湯之を主る．

枳朮湯方
枳実七枚，白朮二両． 右二味，水五升を以て，煮て三升を取り，分温三服す．腹中耎，即ち当に散ずべし．

解説 心下が堅く，大きさは盤の如くで，辺りは旋杯のようであるのは，水飲による病気で，枳朮湯の主治である，というのが大意です．枳朮湯の治験例はありません．耎は「やわらかい」という意味です．

12 外台の防已黄耆湯，風水，脈浮，表に在りとなす，其の人或いは頭汗出で，表に他病なく，病者但だ下重く，腰より以上，和をなし，腰以下，当に腫れて陰に及び，以て屈伸し難きを治す．

解説 外台の防已黄耆湯は，風水で脈が浮で，表にあって，頭部に汗が出て，表には他の病気はなく，病人は下半身は重く，浮腫があり陰部に及んで屈伸することができない状態を治する，という内容です．防已黄耆湯は，「第1章 痙湿暍病の脈と証」で，すでに解説しました（p.12）．

第14章 黄疸病の脈証并びに治

　さまざまな黄疸の病気の治療について記載されています．虚証の黄疸病には，桂枝加黄耆湯，小建中湯，茵蔯五苓散，小半夏湯などを用います．実証には，茵蔯蒿湯，梔子大黄湯，大黄消石湯などを用います．

1

穀疸の病たる，寒熱食せず，食すれば即ち頭眩し，心胸安からず，久々に黄を発するを，穀疸となす．茵蔯蒿湯之を主る．

茵蔯蒿湯方

茵蔯蒿六両，梔子十四枚，大黄二両．

右三味，水一斗を以て，先ず茵蔯を煮て，六升を減じ，二味を内れ，煮て三升を取り，滓を去り，分温三服す．小便，当に利すべし，尿皂角汁の状の如き，色正に赤なれば，一宿にて腹減ず．黄，小便より去ればなり．

解説 　穀疸の病は，悪寒，発熱があり食欲がなく，食べるとすぐめまいがして，気分が悪くなり，この状態が長引くと黄疸が起こり，穀疸の病気となる．茵蔯蒿湯の主治である，というのが大意です．

症例 　「冨小路五條北，伏見屋重兵守衛，年30歳，心中懊憹し，水薬を口に入れるとすぐに吐き，日を経て益々劇しくなり，中神琴渓先生はこれを視ると，眼の中が黄色くなり，心下が張っていて，按圧すると痛み，乳の下の拍動は乱れて不定であった．先生は，これは瘀熱が裏にあり，しばらくして身体が黄色くなるであろうと言われた．食塩3～5匙を白湯で服用させると，冷水を大量に嘔吐した．更に茵蔯蒿湯を与えると，身体は黄色くなり，黒い大便をした．茵蔯蒿湯を15日服用して治癒した．」
（中神琴渓『生生堂治験』）

応用	肝炎，蕁麻疹．小柴胡湯や大柴胡湯と合方して用いる場合もある．
名医の論説	〔吉益東洞〕茵蔯蒿湯，一身発黄し，大便難，小便不利する者を治す．（『方極』） 〔浅田宗伯〕茵蔯蒿湯は，発黄を治する聖剤なり．世間の医師は，黄疸初発に茵蔯五苓散を用いるけれども誤りである．まず茵蔯蒿湯を用いて下して後に，茵蔯五苓散を与えるべきである．（『方函口訣』）
参考文献	大塚敬節：症候による漢方治療の実際，665頁，南山堂，1988

茵蔯蒿湯の要点

自覚症状	悪心，口渇，尿が少ない，便秘
他覚症状	〔腹証〕上腹部の膨満

2

黄家，日晡所，発熱し，しかも反って悪寒するは，此れ女労に之を得るとなす．膀胱急に，少腹満し，身尽く黄に，額上黒く，足下熱す，因って黒疸と作る．其の腹脹って水の状の如く，大便必ず黒く，時に溏す．此れ女労の病，水に非ざるなり．腹満の者は治し難し．消石礬石散之を主る．

消石礬石散方

消石，礬石燒，等分．
右二味，散となし，大麦粥の汁を以て和し，方寸匕を服す．日に三服す．病大小便より去る．小便正に黄，大便正に黒，是れ候なり．

解説 黄疸病の患者が，夕方発熱して，悪寒するのは，女労疸という病気である．下腹部が張って，全身が黄色になり，額は黒くなり，足底には熱があり，黒疸という病気になる．腹が張って水が溜まったようになって，大便は必ず黒くなり，時々下痢をする．これは女労疸という病気である．水の病気ではない．腹満がある者は治療するのは難しい．これは消石礬石散の主治である，というのが大意です．

消石礬石散は治験例がありません．

3 　酒黄疸，心中懊憹，或いは熱痛するは，梔子大黄湯之を主る．

梔子大黄湯方

梔子十四枚，大黄一両，枳実五枚，豉一升．
右四味，水六升を以て，煮て二升を取り，分温三服す．

解説　酒黄疸という病気で，心中懊憹して，発熱して身体が痛む者は，梔子大黄湯の主治である，というのが大意です．梔子大黄湯の治験例はありません．

4 　諸病黄家，但だ其の小便を利す，仮令ば，脈浮なるは，当に汗を以て之を解す．桂枝加黄耆湯に宜し，之を主る．

解説　黄疸病の人の治療には，小便の出をよくするとよい．脈が浮であれば，発汗法で治療する，桂枝加黄耆湯で治療するのがよろしい，というのが大意です．桂枝加黄耆湯は，「第13章 水気病の脈証并びに治」で，すでに解説しました（p. 113）．筆者は黄疸に桂枝加黄耆湯を用いた経験はありません．桂枝加黄耆湯は，アトピー性皮膚炎によく用います．

5 　黄疸病，茵蔯五苓散之を主る．

茵蔯五苓散方

茵蔯蒿末十分，五苓散五分，方は痰飲中に見ゆ．
右二味和し，食に先だち方寸匕を飲む．日に三服す．

解説 黄疸病は，茵蔯五苓散の主治である，という条文です．

症例 「胎黄（小児の黄疸）治験．本郷春木町1丁目38番地の田中卯七の子供，明治16年8月中旬出生した．生下時より，顔面や目が黄色であり，2便や哺乳は正常なので，両親は気にしていなかった．顔面や目の黄色は日を追って劇しくなってきたので，私（山田業精）に往診を依頼した．診察すると，全身は赤くなって発疹があり，特に顔面のみ黄色であり，2便は出過ぎるくらいである．腹は満して鞕く，その他異常なし．私は湿熱によって起きた病気であるとして茵蔯五苓散5貼を服用させたところ3日にして，顔面や目の黄色は消失した．但し処方の中の茵蔯と沢瀉は多量を加えた．」（山田業精『井見集附録』）

応用 肝炎，肝硬変，腎炎

名医の論説 〔浅田宗伯〕茵蔯五苓散は，発黄の軽症に用い，小便不利を主とするなり．（『方函口訣』）

茵蔯五苓散の要点
口渇，尿が少ない

---

6 黄疸，腹満，小便不利して赤く，自汗出づ，此れ表和して裏実すとなす，当に之を下すべし．大黄消石湯に宜し．

大黄消石湯方
大黄，黄蘗，消石各四両，梔子十五枚．
右四味，水六升を以て，煮て二升を取り，滓を去り，消を内れ，更に煮て一升を取り，頓服す．

解説 黄疸，腹満，小便が少なくて赤くなり，汗が出る，これは表が和して裏が実するのである，これは大黄消石湯で下すのがよい，というのが大意です．大黄消石湯はあまり治験例がありません．

参考文献 大塚敬節：症候による漢方治療の実際，668頁，南山堂，1988

7

黄疸病，小便の色，變ぜず，自利せんと欲し，腹満して喘するは，熱を除くべからず，熱除けば必ず噦す，噦する者は，小半夏湯之を主る．

解説 黄疸病で小便の色は変化しない，自然に尿が出ようとする時，腹満して喘々しても，熱を除くべきではない．熱を除けば必ず噦（しゃっくり）が起こる，噦する者は，小半夏湯の主治である，というのが大意です．小半夏湯は，「第11章 痰飲，欬嗽病の脈証并びに治」に出ています（p.95）．処方は，半夏と生姜の二味で，条文は「嘔家，本渇す．渇する者解せんと欲すとなす．今反って渇せず，心下に，支飲有るが故なり．小半夏湯之を主る．」とあります．実際の嘔吐の治療には，小半夏加茯苓湯を用いることが多いでしょう．半夏について，『本草備要』には「逆気を下し，煩嘔を止める」，「反胃，吐食を治す」とあります．

8

男子黄，小便自利するは，当に，虚労の小建中湯を与うべし．

解説 男子の黄疸で，小便が多いのは，虚労の時の小建中湯を用いるべきである，というのが大意です．小建中湯は「第5章 血痺，虚労病の脈証并びに治」にも出ていて，条文は「虚労裏急，悸，衄，腹中痛，夢失精，四肢痠疼，手足煩熱，咽乾口燥するは，小建中湯之を主る」とあります（p.38）．

応用 胃腸炎，夜尿症，鼠径ヘルニア

参考文献 大塚敬節：症候による漢方治療の実際，669頁，南山堂，1988

第15章 驚悸，吐衄下血，胸満，瘀血病の脈証と治

　本章では主に止血の薬が多く記載され，一部に火邪，動悸の薬が記載されています。

　桂枝去芍薬加蜀漆牡蛎竜骨救逆湯は主に火傷に，半夏麻黄丸は動悸に，柏葉湯は吐血に，黄土湯は下血に，赤小豆当帰散は下血に，瀉心湯は吐血や鼻出血に用います。

1　火邪の者は，桂枝去芍薬加蜀漆牡蛎竜骨救逆湯之を主る．

桂枝救逆湯方

桂枝三両，皮を去る，甘草二両，炙る，生姜三両，牡蛎五両，熬る，竜骨四両，大棗十二枚，蜀漆三両，洗いて腥を去る．
右，末となし，水一斗二升を以て，先ず蜀漆を煮て，二升を減じ，諸薬を内れ，煮て三升を取り，滓を去り，一升を温服す．

解説　火邪に侵された者は，桂枝去芍薬加蜀漆牡蛎竜骨救逆湯の主治である，という条文です．桂枝去芍薬加蜀漆牡蛎竜骨救逆湯は，通常「救逆湯」と言われ，火傷に用います．蜀漆は，入手が容易でないので，蜀漆を入れないで用いてもよく効きます．

症例　200X年7月1日，5ヵ月の男児が，ルームライトで火傷したということで，母親に抱かれて来院した．手掌から前腕にかけて，3cm×1.5cmの火傷があり，直径1cmの水疱を伴っている．救逆湯（去蜀漆）を与え，紫雲膏を外用した．7日間で，全くきれいに治癒した．〔森由雄治験〕

応　用	火傷

名医の論説	〔浅田宗伯〕桂枝去芍薬加蜀漆牡蛎竜骨救逆湯は，火邪を主とす．お湯の火傷の煩悶して疼痛する者，また灸瘡で発熱する者に効果がある．牡蛎の末一味を麻油に調し湯火傷に塗れば忽ち火毒を去る．其の効，推して知るべし．（『方函口訣』）

救逆湯の要点

火傷に用いる

2　心下悸する者，半夏麻黄丸之を主る

半夏麻黄丸方

半夏，麻黄等分．
右二味，之を末とし，煉蜜にて和し小豆大に丸じ，三丸を飲服す，日に三服す．

解説　心下が動悸する者は，半夏麻黄丸の主治である，というのが大意です．半夏麻黄丸の治験例はありません．

3　吐血，止まざる者，柏葉湯之を主る．

柏葉湯方

柏葉，乾姜各三両，艾三把．
右三味，水五升を以て，馬通汁一升を取り合して煮て一升を取り，分温再服す．

解説　吐血が止まない者は，柏葉湯の主治である，という条文です．柏葉はコノテガシワの葉で，止血の効能があります．馬通汁は新鮮な馬糞に水を混ぜて絞

った汁です.

| 参考文献 | 荒木性次：新古方薬嚢, 630頁, 方術信和会, 1989 |

4 下血,便を先にし,血を後にするは,此れ遠血なり.黄土湯之を主る.

黄土湯方

甘草,乾地黄,白朮,附子,炮ず,阿膠,黄芩各三両,竈中黄土半斤.
右七味,水八升を以て,煮て三升を取り,分温二服す.

解説 下血で,大便が先に出て,その後に出血するのは,肛門から遠く離れた部位からの出血であり,黄土湯の主治である,というのが大意です.竈中黄土は,古いかまどの内側の上部の,火によく焼けた所の焼け土のことです.

症例「神田多町の菜舗の三河屋久兵衛の妻,暑疫の病のため数日間治らず,痩せて煩熱があり,脈は微細で手足は少し冷え,飲食することができない.重湯を少しばかりすするのみである.私(浅田宗伯)は,上熱下冷として,既済湯を与えて2,3日で元気が少し回復し,食も少し進むようになった.ある日,大量に下血をした.舌は乾燥して身体は熱があり,精神は恍惚としてほとんど危篤状態となった.私は,黄土湯を作り服用させた.一昼夜して下血は止み,精神は爽やかになり,その後は十全大補湯で調理して治癒した.」(浅田宗伯『橘窓書影』)

応用 痔核,下血

名医の論説〔浅田宗伯〕黄土湯は,下血して陰分が低下する者を,収濇する効能がある.「まず便が出て後に出血する」に拘わらず,脈の緊を目標にして用いるのが黄土湯の要点である.吐血,衄血(鼻出血)を治するも脈の緊の時に用いるべきである.また,子宮出血の時に緊脈を呈する場合に効果がある.また傷寒で熱が血分を侵して,急に下血する者で,桃核承気湯や犀角地黄湯などを与えて出血が止まらず,陰病に陥って危篤となる者,黄土湯を与えてよい効果を得る.(『方函口訣』)

黄土湯の要点

痔核の出血，子宮出血，鼻出血

5 下血，血を先にし，便を後にするは，此れ近血なり．赤小豆当帰散之を主る．

赤小豆当帰散方

赤小豆三升，浸して，芽を出さしめ，曝し乾かす，当帰三両．
右二味，杵きて散となし，漿水にて方寸匕を服し，日に三服す．

解説 下血で，血が先に出て，大便を後にするのは，肛門から近い部位の出血であり，赤小豆当帰散の主治である，というのが大意です．赤小豆当帰散は，原典では百合狐惑陰陽毒病の篇に処方が出てきますが，本書では割愛したため，ここに処方を掲載しました．赤小豆当帰散の治験例はあまりありません．大塚敬節は『金匱要略講話』（創元社）の中で，痔出血に用いてよく効いたと述べられています．

6 心気不足，吐血衄血するは，瀉心湯之を主る．

瀉心湯方

大黄二両，黄連，黄芩各一両．
右三味，水三升を以て，煮て一升を取り，之を頓服す．

解説 気分が不安でいらいらして落ち着かなくて，吐血や鼻出血するのは，瀉心湯の主治である，というのが大意です．瀉心湯は，三黄瀉心湯とも言われています．瀉心湯は，のぼせ，顔面発赤，便秘があり，腹部の力がある場合に用います．

驚悸，吐衄下血，胸満，瘀血病の脈証と治

症例　「農民，40余歳．もともと身体は丈夫であり，既往歴はない．明治23年6月20日頃より，少し頭痛があった．農作業をしていたが，23日昼12時頃，昼食のために帰宅した時に，急に倒れて意識を失った．脳卒中のような症状であった．患者の家族は私（脇屋義隆）に往診を依頼してきた．診察してみると，脈は沈微で，力があり上腹部は痞満して悶え苦しんでいた．四肢は冷えて痙攣している．病名の診断は困難であったが，40歳でもともと丈夫であったが気が衰えたために，邪気が虚に乗じて病気を発したのである．西洋医学でいう脳充血，脳膜炎の類であろう．紫円2分を2回に分服して，瀉心湯を与えた．その日の午後3時頃，3〜4回の下痢をして，意識は回復し，諸症状は改善して回復した．」（脇屋義隆『和漢医林新誌』）

応用　出血性疾患，高血圧症，精神疾患

参考文献　大塚敬節：症候による漢方治療の実際，680頁，南山堂，1988

瀉心湯の要点

自覚症状　のぼせ，顔面発赤，便秘
他覚症状　［腹証］腹部が充実している

127

第16章 嘔吐，噦（えつ），下利病（げりびょう）の脈証と治

　この章では，嘔吐と噦（しゃっくり）と下痢の症状を呈する疾患の漢方の証と治療について述べています．つぎのような薬方が出てきます．

茱萸湯（しゅゆとう）（嘔して胸満），半夏瀉心湯（はんげしゃしんとう）（嘔して腸鳴，心下痞），黄芩加半夏生姜湯（おうごんかはんげしょうきょうとう）（乾嘔して下痢），小半夏湯（しょうはんげとう）（嘔吐），四逆湯（しぎゃくとう）（嘔して脈弱，小便利，微熱，厥），小柴胡湯（しょうさいことう）（嘔して発熱），大半夏湯（だいはんげとう）（胃反，嘔吐），大黄甘草湯（だいおうかんぞうとう）（食後嘔吐），茯苓沢瀉湯（ぶくりょうたくしゃとう）（胃反，嘔吐，口渇），文蛤湯（ぶんごうとう）（嘔吐，口渇），半夏乾姜散（はんげかんきょうさん）（乾嘔，涎沫を嘔吐），生姜半夏湯（しょうきょうはんげとう），橘皮湯（きっぴとう）（乾嘔，噦，手足厥），橘皮竹茹湯（きっぴちくじょとう）（噦逆（えつぎゃく）），四逆湯（しぎゃくとう）（下痢），大承気湯（だいじょうきとう），小承気湯（しょうじょうきとう），桃花湯（とうかとう）（膿血下痢），白頭翁湯（はくとうおうとう）（熱利下重），梔子豉湯（ししとう）（虚煩），通脈四逆湯（つうみゃくしぎゃくとう）（下痢清穀，裏寒外熱，汗出でて厥），千金翼の小承気湯（せんきんよくしょうじょうきとう）（便秘，噦，譫語（せんご）），外台の黄芩湯（げだいおうごんとう）（乾嘔下痢）．

1

嘔（おう）して胸満（きょうまん）する者，茱萸湯（しゅゆとう）之（これ）を主（うかさど）る．

茱萸湯方（しゅゆとうほう）

呉茱萸（ごしゅゆ）一升，人参（にんじん）三両，生姜（しょうきょう）六両，大棗（たいそう）十二枚．
右四味，水五升を以て，煮て三升を取り，七合を温服（おんぷく）す．日に三服す．

解説　嘔気がして胸が張るのは，茱萸湯（しゅゆとう）の主治である，という条文です．茱萸湯（しゅゆとう）は呉茱萸湯（ごしゅゆとう）と同じです．激しい頭痛，嘔吐によく用いられ，心下部のつかえと，首のこりがみられることがあります．

129

症例 63歳，女性．200X年10月9日，発作性の激しい頭痛，肩こり，易疲労感を主訴として当院を受診した．10年以上にわたって，時々発作性の激しい頭痛があり，頭痛は，頭部全体に痛み，薬を服用しないと，半日以上持続するという．157cm，57kg，血圧120/70．脈は沈細，腹診では腹部は軟弱で，心下痞鞕がある．呉茱萸湯を投与した．10月22日再診．ほとんど頭痛は見られず，大変よく効いたという．その後，1年以上服用しているが，激しい頭痛は，ほとんど見られないという．
〔森由雄治験〕

応用 片頭痛，しゃっくり，めまい

名医の論説
〔吉益東洞〕呉茱萸湯，嘔して胸満，心下痞鞕する者を治す．(『方極』)
〔浅田宗伯〕呉茱萸湯は，濁飲（水毒）を下降するを主とする．故に涎沫を吐するを治し，頭痛を治し，食穀欲嘔（吐き気）を治し，煩躁吐逆を治す．肘後にては吐醋嘈雑（胸やけ）を治し，後世にては噦逆（しゃっくり）を治す．(『方函口訣』)

呉茱萸湯の要点

自覚症状	頭痛，嘔吐，心窩部のつかえ，頸肩のこり
他覚症状	[腹証] 心下痞鞕（p.20, 図2 参照）

2 乾嘔，涎沫を吐し，頭痛する者，茱萸湯之を主る．

解説 嘔気がして，唾液を吐いて頭痛する者は茱萸湯の主治である，というのが大意です．

参考文献 大塚敬節：漢方診療三十年，258頁，創元社，1985

3 嘔して腸鳴し,心下痞する者,半夏瀉心湯之を主る.

> **半夏瀉心湯方**
> 半夏半升,洗う,黄芩,乾姜,人参各三両,黄連一両,大棗十二枚,甘草三両,炙る.
> 右七味,水一斗を以て,煮て六升を取り,滓を去り,再び煮て三升を取る.一升を温服す.日に三服す.

解説 嘔気がして腹がゴロゴロと鳴り,心窩部につかえがある者は,半夏瀉心湯の主治である,というのが大意です.

症例 62歳,男性.飲食店経営.200X年5月24日,腹痛,下痢,お腹がゴロゴロ鳴るという訴えで受診.腹証では,腹力は中等度で,心下痞鞕があり,半夏瀉心湯(煎薬)を3日分与えた.3日後に来院.腹痛,下痢,お腹がゴロゴロ鳴る症状は消失したが,胃の辺りがさっぱりしないと言い,半夏瀉心湯を引き続き与えた.6月4日,胃内視鏡を施行し,軽度の胃炎が認められた.約2ヵ月後,胃の症状は改善した.約1年間服用して,廃薬とした.〔森由雄治験〕

応用 胃炎,胃潰瘍,大腸炎

名医の論説
〔目黒道琢〕心下痞し大便下痢する者は,この方(半夏瀉心湯)必ず効あり.(『餐英館療治雑話』)
〔浅田宗伯〕半夏瀉心湯は,飲邪(水毒)を併結して,心下痞鞕する者を治す.(『方函口訣』)

半夏瀉心湯の要点
自覚症状 心窩部がつかえる,腹中雷鳴,下痢,吐き気
他覚症状 [腹証]腹力は中等度,心下痞鞕(p.20,図2 参照)

4 乾嘔して利する者，黄芩加半夏生姜湯之を主る．

黄芩加半夏生姜湯方

黄芩三両，甘草二両，炙る，芍薬二両，半夏半升，生姜三両，大棗二十枚．
右六味，水一斗を以て，煮て三升を取り，滓を去り，一升を温服す，日に再び，夜に一服す．

解説 吐き気がして，下痢する者は，黄芩加半夏生姜湯の主治である，というのが大意です．

症例 42歳，男性．200X年1月15日，2回嘔吐，3回下痢が出現し，16日朝も，吐き気と3回下痢があり，当院を午後4時に受診した．頭がぼーっとして，口渇があり，冷たいものを欲しがる．尿は濃く，朝から午後4時まで，2回排尿した．発熱はない．舌は微黄色の苔がある．脈は浮．腹証は，腹力は中等度で下腹部を中心に，全体に圧痛がある．少陽病の下痢症と診断し吐き気があるので黄芩加半夏生姜湯を与えた．2日服用して，吐き気と下痢は消失して治癒した．〔森由雄治験〕

応用 急性胃腸炎

黄芩加半夏生姜湯の要点

熱性下痢，嘔吐，腹痛

5 諸の嘔吐，穀下るを得ざる者，小半夏湯之を主る．

解説 嘔吐して，食物が胃に下がらないのは，小半夏湯の主治である，というのが大意です．小半夏湯は「第11章 痰飲，欬嗽病の脈証并びに治」に「嘔家，本渇す．渇する者解せんと欲すとなす．今反って渇せず，心下に，支飲有るが故なり．小半夏湯之を主る」とあり（p.95），また「第14章 黄疸病の脈証并びに治」に「黄疸病，小便の色，變ぜず，自利せんと欲し，腹満して喘するは，熱を除くべからず，

熱除けば必ず噦す．噦する者は，小半夏湯之を主る」とあります（p.121）．小半夏湯は，半夏一升と生姜半斤で構成されています．嘔吐の時に用いられますが，小半夏湯はあまり治験例がありません．実際には，小半夏加茯苓湯を用いることが多いと思われます．

6 嘔して脈弱，小便復た利し，身に微熱あり，厥を見わす者，治し難し．四逆湯之を主る．

四逆湯方
附子一枚，生にて用う，乾姜一両半，甘草二両，炙る．
右三味，水三升を以て，煮て一升二合を取り，滓を去り，分温再服す．強人には大附子一枚，乾姜三両を可とす．

解説 吐き気がして脈が弱く，小便がさらによく出る，体内にかくれて，こもる熱があり，手足は厥冷する者は，難治であり，四逆湯の主治である，という条文です．

症例 62歳，女性．200X年1月29日より，腹満があり，1月30日の早朝から，水様の下痢便6回，むかむかと吐き気があり，当院を受診した．手足は冷える．脈は沈細，腹力は弱く，左右の下腹部に軽度の圧痛がある．四逆湯（附子0.7）を与えた．昼に，薬を服用して1回下痢があり，夜に服用してからは，下痢は止まり，吐き気も消失した．1月31日，排便なし．2月1日，1回少量の軟便が出た．2月3日，軽度の腹満があり，四逆湯（附子1.2）を与え，1日服用して，完全に治癒した．〔森由雄治験〕

応用 急性胃腸炎，冷え症

名医の論説
〔吉益東洞〕四逆湯，四肢厥逆し，身体疼痛し，下痢清穀，或いは小便清利の者を治す．（『方極』）
〔浅田宗伯〕四逆湯は，陰証正面の治方にて，四肢厥逆し，下痢清穀等が目的なり．（『方函口訣』）

四逆湯の要点	
自覚症状	四肢の冷え，身体疼痛，未消化の下痢便
他覚症状	沈脈（軽く圧迫して触れにくい，強く圧迫すると脈がよく触れる）

7 嘔して発熱する者，小柴胡湯之を主る．

小柴胡湯方

柴胡半斤，黄芩三両，人参三両，甘草三両，半夏半斤，生姜三両，大棗十二枚．右七味，水一斗二升を以て，煮て六升を取り，滓を去り，再煎して三升を取り，一升を温服す．日に三服す．

解説 吐き気がして発熱する者は，小柴胡湯の主治である，という条文です．

症例 42歳，男性．2日前より，吐き気と寒気があり，本日，頭が熱く，吐き気があり，咽も痛いということで，200X年1月8日当院受診．脈は弦．腹証では腹力は中等度で，右に中等度の胸脇苦満がある．感冒で少陽病と診断して小柴胡湯桔梗3石膏10(煎薬)を与えて，1日分服用して治癒した．〔森由雄治験〕

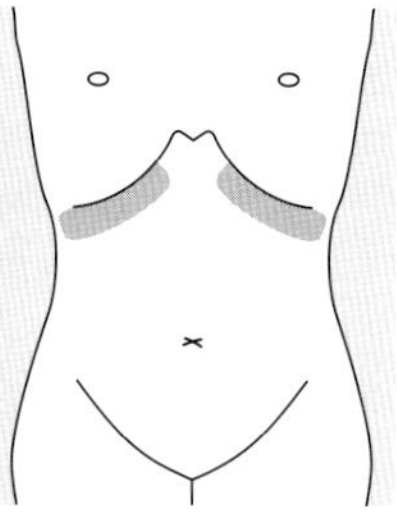

図7 胸脇苦満
胸脇苦満の腹証は，季肋部に充満感があって苦しく，按圧すると圧痛や抵抗を認めます．

応用 感冒，胸膜炎，慢性肝炎，慢性腎炎

名医の論説
〔尾台榕堂〕柴胡の諸方は皆能く虐（マラリア）を治す．要は胸脇苦満の症を目的とすべし．初生児にして時々故なく発熱し胸悸し，或いは吐乳する者，之を変蒸熱と称し，此の方（小柴胡湯）に宜し．（『類聚方廣義』）
〔浅田宗伯〕小柴胡湯は，往来寒熱，胸脇苦満，黙々として飲食を欲せず，嘔吐，或いは耳聾が目的なり．（『方函口訣』）

小柴胡湯の要点

自覚症状 頭痛, 発熱, 吐き気, 往来寒熱, めまい
他覚症状 弦脈（琴の弦を按ずるような脈）
[腹証] 胸脇苦満（図7）

8 胃反, 嘔吐する者, 大半夏湯之を主る.

大半夏湯方

半夏二升, 洗い, 完用す. 人参三両, 白蜜一升.
右三味, 水一斗二升を以て, 蜜にて和し, 之を揚ること二百四十遍, 薬を煮て, 二升半を取り, 一升を温服す. 余は分ちて再服す.

解説 胃反という病気になり, 嘔吐する者は, 大半夏湯之の主治である, という条文です. 胃反とは, 朝食して, 夕に嘔吐する病気をいいます. 大半夏湯は治験例がありません.

9 食し已って即ち吐す者, 大黄甘草湯之を主る.

大黄甘草湯方

大黄四両, 甘草一両.
右二味, 水三升を以て, 煮て一升を取り, 分温再服す.

解説 食事が終わってから嘔吐する者は, 大黄甘草湯の主治である, という条文です. 大黄甘草湯は, 胃腸に停滞した宿食（宿便）を除く薬です.

応用 便秘

参考文献 大塚敬節：症候による漢方治療の実際, 286頁, 南山堂, 1988

10 胃反，吐して渇し，水を飲まんと欲する者，茯苓沢瀉湯之を主る．

茯苓沢瀉湯方

茯苓半斤，沢瀉四両，甘草二両，桂枝二両，白朮三両，生姜四両．
右六味，水一斗を以て，煮て三升を取り，沢瀉を内れ，再び煮て二升半を取り，八合を温服す．日に三服す．

解説 胃反という病気になり嘔吐して口渇があり，水を飲もうと欲する者は，茯苓沢瀉湯の主治である，という条文です．

症例「24，5歳の婦人が嘔吐を患う．3，4日或いは5，6日に1回嘔吐する，嘔吐するときは必ず心下（心窩部）が痛む．このような症状は2，3ヵ月後には，毎日2，3回嘔吐するようになり，甚だしい時には悪寒戦慄して嘔吐して後に発熱する．多くの医師が嘔吐の治療薬や駆虫薬を与えたが効果はなかった．私（藤田謙造）が診察してみると，口渇してお湯や水を好むことが甚だしいので，茯苓沢瀉湯を与え，少量を頻回に服用させたところ，その夜から病勢が緩み，20日あまりですべての症状は改善した．ただ腰から下肢に浮腫があり，牡蛎沢瀉散料を服用させて治癒した．」
（藤田謙造『温知医談』）

名医の論説〔吉益東洞〕茯苓沢瀉湯，心下悸し小便不利し，上衝及び嘔吐し，渇して水を飲まんと欲する者を治す．（『方極』）

茯苓沢瀉湯の要点

自覚症状 悪心，嘔吐，口渇，眩暈，尿減少
他覚症状 ［腹証］腹部軟弱，振水音

| 11 | 吐して後，渇して水を得んと欲し，飲を貪る者は，文蛤湯之を主る．兼ねて微風，脈緊，頭痛を主る．

文蛤湯方

文蛤五両，麻黄，甘草，生姜各三両，石膏五両，杏仁五十枚，大棗十二枚．
右七味，水六升を以て，煮て二升を取り，一升を温服す，汗出づれば即ち愈ゆ．

解説　嘔吐して後，口渇して水を飲もうと欲して，水を貪って飲む者は，文蛤湯の主治である．兼ねて，少し感冒症状があり，脈が緊で頭痛がある者を主治する，という条文です．文蛤湯の治験例はありません．

| 12 | 乾嘔，吐逆し，涎沫を吐するは，半夏乾姜散之を主る．

半夏乾姜散方

半夏，乾姜各等分．
右二味，杵きて散となし，方寸匕を取り，漿水一升半にて，煎じて七合を取り，之を頓服す．

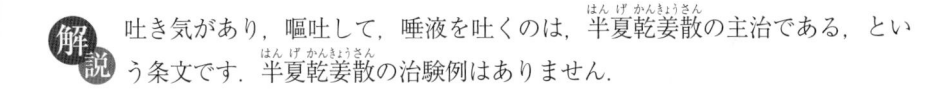

解説　吐き気があり，嘔吐して，唾液を吐くのは，半夏乾姜散の主治である，という条文です．半夏乾姜散の治験例はありません．

| 13 | 病人，胸中喘に似て喘ならず，嘔に似て嘔ならず，噦に似て噦ならず，心中に徹して，憒憒然として奈ともする無き者，生姜半夏湯之を主る．

> **生姜半夏湯方**
>
> 半夏半升，生姜汁一升．
> 右二味，水三升を以て，煮て半夏二升を取り，生姜汁を內れ，煮て一升半を取り，小しく冷やし，分かちて四服す．日に三，夜に一服す．止めば後服を停む．

解説 病人が，胸の中に喘や吐き気や噦（しゃっくり）に似ているけれど，何とも言えない不快感があるものは，生姜半夏湯の主治である，というのが大意です．生姜半夏湯は治験例がありません．

14 乾嘔，噦し，若し手足厥する者，橘皮湯之を主る．

> **橘皮湯方**
>
> 橘皮四両，生姜半斤．
> 右二味，水七升を以て，煮て三升を取り，一升を温服す．咽を下れば則ち愈ゆ．

解説 吐き気と噦（しゃっくり）があり，もしも手足が冷える者は，橘皮湯の主治である，という条文です．橘皮湯は治験例がありません．

15 噦逆の者，橘皮竹茹湯之を主る．

> **橘皮竹茹湯方**
>
> 橘皮二升，竹茹二升，大棗三十枚，生姜半斤，甘草五両，人参一両．
> 右六味，水一斗を以て，煮て三升を取り，一升を温服す．日に三服す．

解説 噦（しゃっくり）がある者は，橘皮竹茹湯の主治である，という条文です．橘皮竹茹湯は，しゃっくりの治療に用いられる有名な処方です．

嘔吐，噦，下利病の脈証と治

症例

「尾張街の戸田屋大助の子供，百日咳にかかり，数十日咳が続き，乳を吐き，しゃっくりが出現して声が出なくなった．いろいろな咳嗽の薬を与えたが効果はなかった．私（浅田宗伯）はまず，しゃっくりを治療すべきであると言って，橘皮竹茹湯加半夏を与えたところ，しゃっくりは収まり，乳を吐くのも減じた．しかし，咳は止まらないので，参華煉（百日咳の経験方）を兼用したところ，咳は止み全治した．」（浅田宗伯『橘窓書影』）

応用 しゃっくり

名医の論説

〔浅田宗伯〕橘皮竹茹湯は，橘皮の気を下すを主として，竹茹の潤おし降すを兼ねている．気逆，噦（しゃっくり）を発する者を主とする．また甘草を多く入れるのがよい．若し甘草が少量であれば効果はない．傷寒で下痢して脱陽して噦する者には効なし．雑病の噦であれば，長期間の病気でも必ず効果がある．若し濁飲（水毒）が上逆して噦する者は，陽証であれば半夏瀉心湯，陰証であれば呉茱萸湯を用いる．（『方函口訣』）

橘皮竹茹湯の要点

しゃっくりを治療する

16

下利，腹脹満，身体疼痛の者，先ず其の裏を温め，乃ち其の表を攻む．裏を温むるには四逆湯に宜し．表を攻むるには桂枝湯に宜し．

四逆湯方（p.133 参照）

桂枝湯方

桂枝三両，皮を去る．芍薬三両，甘草二両，炙る．生姜三両，大棗十二枚．右五味，咬咀し，水七升を以て，微火にて煮て三升を取り，滓を去り，寒温に適して，一升を服す．服し已り須臾に，熱稀粥一升をすすり，以て薬力を助け．温覆すること一時許りならしむ．遍身漐漐として，微しく汗有るに似たる者は益々佳なり．水の淋漓するが如くならしむるべからず．若し一服にて汗出で，病差ゆれば，後服を停む．

解説 下痢して，腹が張り，身体が痛む者は，まず身体の中を温め，その後に体表を治療するのである．身体の中を温めるのは四逆湯がよい．体表を治療するのは桂枝湯がよい，という条文です．

17 下利，三部の脈，皆平，之を按じて心下堅なる者，急に之を下せ．大承気湯に宜し．

解説 下痢して，三部の脈が皆平で，腹診すると心下堅である者は，急いで大承気湯で下すとよい，という条文です．

18 下利，脈遅にして滑の者は，実なり．下利が未だ止むを欲せず，急に之を下せ．大承気湯に宜し．

解説 下痢して，脈が遅で滑の者は，実である．下痢が未だ止まないのは，急いで大承気湯で下すとよい，という条文です．

19 下利，脈反って滑なる者は，当に去る所有るべし，下せば乃ち愈ゆ．大承気湯に宜し．

解説 下痢して，脈がかえって滑の者は，まさに取り除くべきものがあるはずである．大承気湯で下せばすぐ治る，という条文です．

20 下利已に差え，其の年月日時に至りて復た発する者は，病尽きざるを以ての故なり．当に之を下すべし，大承気湯に宜し．

大承気湯方（p. 8 参照）

解説 下痢が一時よくなっても，発病した季節になるとまた再発する者は，病がまだ残っているからである．さらに，大承気湯で下すのがよい，という条文です．筆者は，慢性腎不全の治療のための薬剤（クレメジン）を服用後にひどい便秘になり，甚だしい腹部膨満があり，通常の下剤や浣腸，摘便を何回も行っても改善せずに，大承気湯を服用して2日で便秘の改善をみた症例を経験したことがあります．

症例 「南鞘街，川上儀助の下僕，金兵衛が脚気腫満を患った．ある医師は檳榔剤を与えたが，数日しても改善せず．腹満は太鼓のようで呼吸は促迫して便秘して小便は少ない．私は「この病人は，胃気が実している．まずその腹満を治療し，その後に水気を利すべきである」と言い，大承気湯を与えて3日して初めて腹満は減じ，小便も利した後に，九味檳榔湯去大黄加呉茱萸茯苓を与えて，治癒した．」（浅田宗伯『橘窓書影』）

応用　便秘

名医の論説　〔浅田宗伯〕大承気湯は，胃実を治するが主剤なれども，承気は即ち順気の意にて，気の凝結甚しき者に活用することあり．当帰を加えて発狂を治し，乳香を加えて痔痛を治し，人参を加えて胃気を鼓舞し，また四逆湯を合して温下するが如き妙用，変化窮まりなしとす．（『方函口訣』）

参考文献　大塚敬節：漢方診療三十年，296頁，創元社，1985

21　下利して譫語する者は，燥屎有るなり，小承気湯之を主る．

小承気湯方

大黄四両，厚朴二両，炙る，枳実大なる者三枚，炙る．
右三味，水四升を以て，煮て一升二合を取り，滓を去り，分温二服す．

解説 下痢してうわ言（譫言）を言う者は，乾いた大便があるためであり，小承気湯の主治である，という条文です．

応用　便秘

名医の論説　〔浅田宗伯〕小承気湯，この方は胃中邪気を軽く泄下するなり．本論にては燥屎の有無を以て二湯の別とす．後世にて大承気湯は三焦痞満を目的とし小承気湯は上焦痞満を目的とするなり．（『方函口訣』）

参考文献　大塚敬節：漢方の珠玉，287頁，自然と科学社，2000

22　下利して膿血を便する者は，桃花湯之を主る．

桃花湯方

赤石脂一斤，一半は剉み，一半は篩って末とす．乾姜一両，粳米一升．
右三味，水七升を以て，煮て米を熟せしめ，滓を去り，七合を温め，赤石脂の末方寸ヒを內れ，日に三服す．若し一服にして愈ゆれば，余は服する勿かれ．

解説　下痢して膿や血の混じった大便をする者は，桃花湯の主治である，という条文です．

応用　潰瘍性大腸炎

名医の論説　〔浅田宗伯〕桃花湯，この方は『千金』には丸として用い，至極便利なり．膿血下利この方に非れば治せず．蓋し後重あれば此の方の主にあらず．白頭翁湯を用うべし．もし後重して大腹痛あるに用うれば害を為す者なり．また此の方赤石脂禹餘糧湯に対すれば少し手前にて上にかかりてあり．病下焦に専らにして腸滑とも称すべきは赤石脂禹餘糧湯に宜し．（『方函口訣』）

参考文献　矢数道明：臨床応用漢方処方解説，405頁，創元社，1979

23 熱利下重の者,白頭翁湯之を主る.

> 白頭翁湯方
>
> 白頭翁二両,黄連,黄柏,秦皮各三両.
> 右四味,水七升を以て,煮て二升を取り,滓を去り,一升を温服す,愈えざれば更に服す.

解説 熱性の下痢を頻回にするのは,白頭翁湯の主治である,というのが大意です.

症例 「高家武田大膳太夫の妻,麻疹に罹っている時,さらに痢疾に罹った.1日に数十回も下痢があり,赤や白の腸の垢のような下痢便で近づくことができないほど臭い.口の中には口内炎があり,口渇もある.脈は虚で数で飲食を取ることができない.虚状は甚だしく,種々の治療を試みたが効果はなかった.私(浅田宗伯)は白頭翁加甘草阿膠湯を与え,2,3日して下痢は大いに減じて食欲もでてきた.この処方を10日余り続けて,大便は正常になった.しかし,身体は衰えて立つことができないほどで,立ち上がると眩暈が起こる.八珍湯加天麻を与え,調理すること数十日で全治した.」(浅田宗伯『橘窓書影』)

応用 急性大腸炎

名医の論説 〔浅田宗伯〕白頭翁湯は,陰部の熱性の下痢を主とす.熱性の下痢とは外証は真武などの如く,べったりとしているけれども,裏に熱ありて,咽乾き渇甚しく,便の臭気あって後重し,舌上は却って苔がない.この症もし虚弱甚しき者は,甘草,阿膠を加えて用うべし.(『方函口訣』)

参考文献 荒木性次:新古方薬嚢,465頁,方術信和会,1989

白頭翁湯の要点

熱性の下痢

24

下利の後，更に煩し，之を按じて心下濡の者は，虚煩となすなり．梔子豉湯之を主る．

梔子豉湯方

梔子十四枚，香豉四合，綿にて裹む．

右二味，水四升を以て，先ず梔子を煮て，二升半を得，豉を内れ，煮て一升半を取り，滓を去り，分かちて二服となす．一服を温進す．吐を得る者は，則ち止む．

解説 下痢した後に，いらいらして（煩），腹診すると心下濡である者は，虚煩である，梔子豉湯の主治である，というのが大意です．

症例「邑民金五郎の妻．年25歳，血下ること数日，身体倦み，心煩微熱，服薬の効は見われず．予（松川世徳）は診察して，梔子豉湯二貼を与う．血下ること半ば減ず．婦人喜び，薬を乞うに，前方数貼を与えて全く癒ゆ．」（和久田叔虎『腹証奇覧翼』）

応用 感冒

名医の論説
〔吉益東洞〕梔子豉湯，心中懊憹する者を治す．（『方極』）
〔六角重任〕梔子豉湯は，心中懊憹或いは煩熱し，胸中塞ぐ者を治す．（『古方便覧』）

梔子豉湯の要点

自覚症状 心中懊憹，身熱

25 下利清穀, 裏寒外熱, 汗出でて厥する者, 通脈四逆湯之を主る.

通脈四逆湯方

附子大なる者一枚, 生にて用う, 乾姜三両, 強人は四両とすべし, 甘草二両, 炙る.
右三味, 水三升を以て, 煮て一升二合を取り, 滓を去り, 分温再服す.

解説 不消化便を下痢して, 体内は冷えているが, 体表は熱があり, 汗が出て手足が冷える者は, 通脈四逆湯の主治である, というのが大意です. 通脈四逆湯はあまり治験例がありません.

26 下利肺痛は, 紫参湯之を主る.

紫参湯方

紫参半斤, 甘草三両.
右二味, 水五升を以て, 先ず紫参を煮て, 二升を取り, 甘草を内れ, 煮て一升半取り, 分温三服す.

解説 下痢して肺が痛むのは, 紫参湯の主治である, というのが大意です. 紫参湯の治験例はありません.

27 千金翼の小承気湯は, 大便通ぜず, 噦し数譫語するを治す.

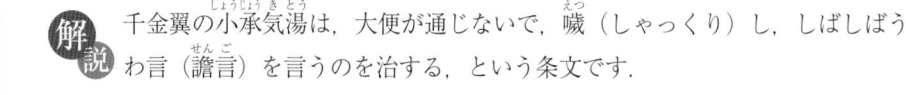

解説 千金翼の小承気湯は, 大便が通じないで, 噦（しゃっくり）し, しばしばわ言（譫言）を言うのを治する, という条文です.

28 外台の黄芩湯は，乾嘔下利を治す．

外台の黄芩湯方

黄芩，人参，乾姜各三両，桂枝一両，大棗十二枚，半夏半升．
右六味，水七升を以て，煮て三升を取り，分温三服す．

解説 外台の黄芩湯は，吐き気があって，下痢するのを治療する，という条文です．
外台の黄芩湯は治験例がありません．

第17章 瘡癰，腸癰，浸淫病の脈証并びに治

　瘡癰は，化膿性の皮膚の病変，腸癰は虫垂炎，浸淫病は湿疹などを指すと考えられます．
　この章では，薏苡附子敗醬散（腸癰の陰証），大黄牡丹湯（腸癰の陽証），王不留行散（金瘡），排膿散（化膿性の病変），排膿湯（化膿性の病変），黄連粉（浸淫瘡，湿疹類似の疾患）などの薬方が見られます．

1

　腸癰の病たる，其の身甲錯し，腹皮急，之を按じて濡，腫状の如く，腹に積聚無し，身に熱無し，脈数なるは，此れ腹内に癰膿有りとなす．薏苡附子敗醬散之を主る．

薏苡附子敗醬散方
薏苡仁十分，附子二分，敗醬五分． 右三味，杵きて末となす．方寸匕を取り，水二升を以て，煎じて半を減じ，頓服す．

解説　腸癰という病気は，皮膚がかさかさと乾燥していて，腹が突っ張っていて，按圧すると軟らかで，腹部には腫瘤はなく，発熱もない．脈が数であるのは，腹部に癰膿があるのであり，薏苡附子敗醬散の主治である，という条文です．薏苡附子敗醬散は，右下腹部に圧痛があり（図8），大黄牡丹皮湯の虚証に用いられます．また，虫垂炎が進行して手遅れの状態になり，限局性の腹膜炎になって陰証に陥った場合

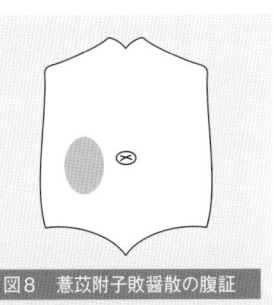

図8　薏苡附子敗醬散の腹証
右下腹部に圧痛があります．

に用いられます.

> **症例**「館林侯の用人．塚越平学．年齢60余歳．下腹部に凝結があり軽度に痛みがある．小便は出にくく，快通しない．歩行すると下腹部が攣急して苦しみ汗が出る．身体には寒熱は感じない．飲食も変わりない．医師は寒疝或いは淋毒と診断して数十日間治療したが効果はなかった．私（浅田宗伯）は腸間に一種の累々とした凝固した物があるが，疝塊ではなく積聚でもない．これは腸癰に似ているので，温和の治療法で経過観察するべきであろうと考えた．よって帰耆建中湯を与え臍下を温湿布した．4,5日して臍の中が赤く突出してきた．その夜臍から1合位白い膿が噴出した．すぐ薏苡附子敗醤散を与えて，2,3日して膿は出なくなった．下腹部の塊も消失した．後に牛車腎気丸料を投与して調理して全治した．」（浅田宗伯『橘窓書影』）

応用 急性虫垂炎

参考文献 矢数道明：臨床応用漢方処方解説，557頁，創元社，1979

薏苡附子敗醤散の要点

大黄牡丹皮湯の虚証
陰証，右下腹部の圧痛，手遅れの虫垂炎，限局性の腹膜炎

2 腸癰なる者，少腹腫痞し，之を按じて即ち痛み，淋の如くにして，小便自調し，時時発熱し，自汗出で，復た悪寒す．其の脈，遅，緊なるは，膿未だ成らず．之を下すべし，当に血あるべし．脈洪数なるは，膿已に成る，下すべからざるなり．大黄牡丹湯之を主る．

大黄牡丹湯方

大黄四両，牡丹一両，桃仁五十枚，瓜子半升，芒硝三合．
右五味，水六升を以て，煮て一升を取り，滓を去り，芒硝を内れ，再び煎じて沸し，之を頓服す．膿有れば当に下すべし，如し膿無ければ当に血を下すべし．

解説 腸癰という病気は、下腹部が腫れて、つかえたようになって、これを按圧すると痛み、膀胱炎の排尿痛のような痛みが起こるが、尿は普通に出て、時々発熱し、汗が自然に出て、また悪寒する。脈が遅、緊であるのは、まだ化膿していない、瘀血が存在しているのであり、これは大黄牡丹湯で下すべきである。脈が洪数であるのはすでに化膿しているので、下すべきではない、というのが大意です。大黄牡丹皮湯は、便秘して右下腹部に抵抗と圧痛がある場合に用いられます（図9）。

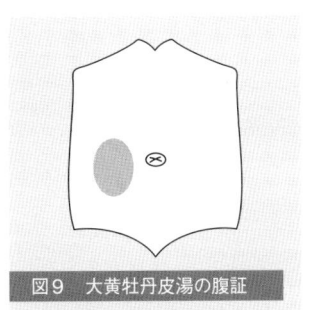

図9　大黄牡丹皮湯の腹証
右下腹部に抵抗・圧痛があります。

症例「岩邑侯の家臣、大野源兵衛の息子。ある日演武場に出て剣や槍の稽古をして家に戻って急に腹痛を生じた。腹痛のため、七転八倒している。某医師は回虫症として薬を投与したが効果はなかった。私（浅田宗伯）が診察したところ、腹痛があり腹部は堅くて腹満がある。そして、胸中に迫って結胸のようである。寒熱往来と吐き気があり便秘している。大柴胡湯を与えて胸脇と心下は楽になった。右脇下で臍傍のところに塊が突出して赤く腫れて腹痛は我慢できないほどである。私は畜血として大黄牡丹皮湯を与え温湿布をした。3日して臭い膿を大便とともに下し腹痛は大いに減じた。大黄牡丹皮湯を服用続けて膿は出なくなり、その後当帰建中湯を与えて治癒した。」浅田宗伯『橘窓書影』

症例 腸癰に大黄牡丹皮湯。82歳、男性。199X年3月26日より右下腹部痛が出現した。翌日、近くの病院を受診して、レントゲンや血液検査で異常を認めず、内服薬を投与されるも、腹痛改善せず。4月2日、別の病院を受診して同様の検査を受けるが、所見なく、投薬を受けるもまた改善しない。右下腹部痛のために、夜間眠れない日が2日間あった。4月13日、当院を受診した。脈は滑、数。舌は淡紅、腹部は腹力は中等度で、右下腹部に著明な圧痛がある。腸癰の病で実証と判断して大黄牡丹皮湯（大黄1.5、芒硝8）を与えた。大黄牡丹皮湯を1回服用して軟便が出て、2日服用して、右下腹部痛は完全に消失した。〔森由雄治験〕

症例 肛門周囲膿瘍に大黄牡丹皮湯。67歳、男性。主訴は肛門痛。現病歴は、患者は以前より、何回か肛門周囲膿瘍にかかり、外科医に治療を受けたことがある。199X年7月17日より肛門痛が生じた。夜間も肛門痛のために眠れず、4日間便秘しており、腹部膨満は甚だしい状態である。浣腸をしたが排便はない。7月21日当院を受診した。尿は正常。腹診では腹部は膨満しており、瘀血の圧痛はない。肛門の視診では肛門は発赤と腫脹が著明である。大黄牡丹皮湯（煎じ薬）を与えた。22日は排便はあったが、症状は改善せず。肛門痛のために歩行もままならない状態である。家族は病院に入院させたいと訴えた。近くの総合病院の外科に連絡をとり紹

介状を書いた．タクシーで病院へ行く途中にタクシーの中で排膿して，少し症状は楽になった．病院の外科医に処置をしてもらい，入院はしないで，帰宅した．症状は徐々に改善した．24日，肛門痛は消失し，症状は著明に改善した．〔森由雄治験〕

| 応　用 | 急性虫垂炎．肛門周囲炎．骨盤内感染症 |

| 名医の論説 | 〔吉益東洞〕大黄牡丹皮湯，臍下に堅塊あり之を按じて即ち痛み及び便に膿血ある者を治す．（『方極』） |

大黄牡丹皮湯の要点

陽性，便秘，右下腹部に抵抗と圧痛（急性虫垂炎）

3　金瘡を病むは，王不留行散之を主る．

王不留行散方

王不留行，十分，八月八日採る．蒴藋細葉，十分，七月七日採る．桑東南根白皮，十分，三月三日採る．甘草，十八分，川椒三分，目及び口閉ずるを除き，汗を去る．黄芩二分，乾姜二分，芍薬二分，厚朴二分．
右九味，桑根皮以上の三味，焼きて灰とし性を存す．灰にし過ぎる勿れ．各，別に杵きて篩い，合して之を治めて，散となす．方寸ヒを服す．小瘡は則ち之を粉し，大瘡は但だ之を服す．産後も亦服すべし．如し風寒には，桑東根，之を取る勿れ．前の三物，皆，陰乾すること百日．

解説　刃物による傷は，王不留行散の主治である，という条文です．王不留行散は黒焼で，作製法がなかなか難しいので，現在はあまり用いられません．

症例　57歳，女性．200X年6月26日午後1時20分頃，鋭い包丁で左手示指の尖端を切除した．出血して血が止まらず，指の根元を輪ゴムで圧迫し，傷をハンカチで巻いて当院を受診した．血圧は130／70．ハンカチを除き，ゴムを外すと血液が吹き出してくる．指の根元を圧迫し，傷面から血液を除いて王不留行散を2ｇ傷面に散布してガーゼで圧迫処置し，指の根元の圧迫を解除して，同時に王不留行散

2ｇを服用させた．処方は王不留行散1.5ｇ分3毎食後，三黄瀉心湯（煎薬）を与え，抗生物質（セファクロル）と鎮痛剤（メフェナム酸）を併用した．翌日来院し，止血を確認した．6月29日，7月1日，創傷部位は良好である．7月10日，治癒を確認した．〔森由雄治験〕

応用 刃物による切り傷

4 排膿散の方

排膿散方

枳実十六枚，芍薬六分，桔梗二分．
右三味，杵きて散となし，雞子黄一枚を取り，薬散を以て雞黄と相等しく，揉み和して相得せしめ，飲に和して之を服す．日に一服す．

解説 排膿散は化膿性の病変に用いられます．

参考文献 荒木性次：新古方薬嚢，352頁，方術信和会，1989

5 排膿湯の方

排膿湯方

甘草二両，桔梗三両，生姜一両，大棗十枚．
右四味，水三升を以て，煮て一升を取り，五合を温服す．日に再服す．

解説 排膿湯も化膿性の病変に用いられます．

参考文献 荒木性次：新古方薬嚢，353頁，方術信和会，1989

第18章 跌蹶，手指臂腫，転筋，陰狐疝，蚘虫病の脈証と治

跌蹶は，たおれること，つまずくことの意味です．
臂はうで，ひじの意味ですので，手指臂腫は上肢の腫れる病気です．
転筋は，腓腹筋の攣急をいう，こむら返りのことです．
陰狐疝は，陰嚢ヘルニアや鼠径ヘルニアのことです．
蚘虫は回虫のことです．
藜蘆甘草湯，雞屎白散，蜘蛛散，甘草粉蜜湯，烏梅丸などの薬方が見られますが，治験例は多くありません．

1

病人，常に手指臂，腫れ動くを以て，此の人，身体瞤瞤たるは，藜蘆甘草湯之を主る．

藜蘆甘草湯方

解説 病人が，常に手指臂（上肢）が腫れて動いて，身体もぴくぴく動くのは，藜蘆甘草湯の主治である，という条文です．藜蘆甘草湯は処方がありません．
藜蘆はユリ科植物シュロソウの根および根茎です．

2

転筋の病たる，其の人，臂，脚，直にして，脈上下に行きて微弦す，転筋腹に入る者は，雞屎白散之を主る．

雞屎白散方
雞屎白． 右一味，散となす．方寸匕を取り，水六合を以て和し，温服す．

解説 転筋という病気は，こむら返りのことですが，臂（ひじ）や足がまっすぐで，脈は微弦で上下に動いています．こむら返りが腹の筋肉に見られる時は，雞屎白散の主治である，というのが大意です．雞屎白は，鶏の糞の表面にある白色の部分です．

症例 「四条堺街の西近江総七の妻．腹脹を患うこと，1年余り．中神琴渓先生は桃花湯を与えた．下痢すれば患者の腹は軟らかくなったが，下痢が止まるとまた，初めのように腹部が脹満してきた．因って雞屎白散を作って服用させたところ，小便はよく出て百余日で，遂に治癒した．」（中神琴渓『生生堂治験』）

3 陰狐疝気の者は，偏に小大有り．時時上下す．蜘蛛散之を主る．

蜘蛛散方

蜘蛛十四枚，熬って焦す，桂枝半両．
右二味，散となし，八分の一ヒを取り，飲に和して服す．日に再服す．蜜にて丸するも亦可なり．

解説 陰狐疝は，陰嚢ヘルニアや鼠径ヘルニアのことですから，蜘蛛散は陰嚢ヘルニアに効く，というのが大意です．蜘蛛散は通常は用いません．陰嚢ヘルニアや鼠径ヘルニアの治療は外科手術がよいでしょう．

4 蚘虫の病たる，人をして涎を吐せしめ，心痛に発作時有り，毒薬にて止まざるは，甘草粉蜜湯之を主る．

甘草粉蜜湯方

甘草二両，粉一両重，蜜四両．
右三味，水三升を以て，先ず甘草を煮て二升を取り，滓を去り，粉と蜜を內れ，攪して和せしめ，薄粥の如く煎じて，一升を温服す．差ゆれば即ち止む．

解説 蚘虫の病は，涎が出て，発作的に心痛が起こり，強い薬で治まらないのは，甘草粉蜜湯の主治である，というのが大意です．粉は，白米粉のことで，米を粉末にしたものです（『古方薬議』）．

症例 「御目付，鈴木氏の家臣，安田礼助の歳13歳の娘，突然に嘔気を生じ，食事や薬を取ることができなくなった．数日，どうすることもできず神仏に祈るだけであった．私（浅田宗伯）は口から白い沫を吐いて，脈は時に洪盛であり，これは回虫の症候であり，甘草粉蜜湯を与えた．2貼服用して嘔吐はすぐに止まった．後に微熱，煩渇，便秘して，飲食がない．よって删繁浄府湯を与え，鷓鴣菜湯を兼用にして，治癒した．」（浅田宗伯『橘窓書影』）

応用 回虫症

名医の論説 〔浅田宗伯〕甘草粉蜜湯は，回虫病の涎を吐くのを治療するだけでなく，涎を吐かなくても，心腹の痛みが甚しい者に用いる．故に烏梅丸，鷓鴣菜湯などの剤を与えて激痛する者に，甘草粉蜜湯を与えて弛める時は，必ず腹痛は止むのである．すべて虫積痛を治するに薬の苦味を嫌がり，強いて与えると嘔噦（しゃっくり）する者には甘草粉蜜湯がよい．（『方函口訣』）

5　蚘厥の者は，烏梅丸之を主る．

烏梅丸方

烏梅三百箇，細辛六両，乾姜十両，黄連一斤，当帰四両，附子六両，炮ずる，川椒四両，汗を去る，桂枝六両，人参，黄柏各六両．
右十味，異にして搗き篩い，合わせて之を治め，苦酒を以て烏梅を漬くること一宿，核を去り，之を五升米の下で蒸し，飯熟すれば，搗きて泥と成し，薬を和して相得せしめ，臼中に内れ，蜜と与に杵くこと二千下，梧子大の如く丸じ，食に先だちて十丸を飲服す，日に三服す，稍加えて二十丸に至る．生冷滑臭等の食を禁ず．

解説 回虫のために，手足が冷える病気の者は，烏梅丸の主治である，というのが大意です。

症例 「神祇省大神部，高原信久の母，年齢60余歳。外感後に嘔吐を生じ，飲食物を摂取することができない。心中懊憹，舌上乾燥，脈は沈微，羸痩のため骨が目立っている状態である。多くの医師が治療したが無効であった。私（浅田宗伯）は，厥陰証である。病状は危篤の状態であるけれども治るかもしれない。すぐ，乾姜人参半夏丸料の煎じ薬で烏梅丸を服用させた。嘔吐はしばらくして止み，食物や薬を摂取することができるようになった。数日間で危篤の状態から回復した。」（浅田宗伯『橘窓書影』）

応用　回虫症，慢性下痢

名医の論説　〔浅田宗伯〕烏梅丸について，柯琴は回虫症による冷え（蛔厥）だけでなく，すべての厥陰病の主方としている。厥陰病は寒熱錯雑の症が多いので，茯苓四逆湯，呉茱萸湯の外は広く烏梅丸を運用して効を奏することが多い。回虫の症状がなくても，胸に差しこみ痛みある者に用いる。また，反胃（嘔吐症）の壊症に烏梅丸と半夏乾姜人参丸料を併用してたいへんよく効くことがある。また，長期間にわたる下痢に効果がある。（『方函口訣』）

烏梅丸の要点

自覚症状　回虫を吐く，嘔吐，冷え，胸痛，下痢

第19章 婦人，妊娠病の脈証并びに治

　この章では，妊娠の時の病気について記載されています．
桂枝湯，桂枝茯苓丸（実証の瘀血），芎帰膠艾湯（妊娠下血），当帰芍薬散（妊娠，腹痛），乾姜人参半夏丸（妊娠，嘔吐），帰母苦参丸（妊娠，小便難），葵子茯苓散（妊娠，水気），当帰散（安胎），白朮散（安胎）などの薬方が記載されています．

1

師曰く，婦人平脈を得，陰脈小弱，其の人渇して，食する能わず，寒熱無きは，妊娠と名づく．桂枝湯之を主る．法に於て，六十日，当に此の証有るべし．設し医治逆らう者ありて，却って一月吐下を加うる者は，則ち之を絶つ．

解説　先生が言われるには，婦人が平脈であり，陰の脈が小弱であり，口渇して，食べることができず，悪寒や発熱がない時は妊娠と名づける．桂枝湯の主治である．妊娠して60日で，この症状があるはずである．もしも医師が，妊娠1ヵ月頃に，妊娠を知らずに嘔吐させたり，下痢させたりする治療をすると妊娠が中絶してしまう，という条文です．

2 婦人，宿，癥病有り．経断ちて未だ三月に及ばず．而も漏下を得て止まず，胎動きて臍上に在る者，癥痼妊娠を害すとなす，六月にして動く者は，前三月，経水利するの時の胎なり．血下る者，断ちて後，三月の衃なり．血止まざる所以の者，其の癥，去らざるが故なり．当に其の癥を下すべし．桂枝茯苓丸之を主る．

桂枝茯苓丸方
桂枝，茯苓，牡丹，心を去る．桃仁，皮尖を去り，熬る．芍薬各等分．右五味，之を末とし，煉蜜に和し丸ずること兎屎大の如くし，毎日食前に一丸を服す．知らざれば加えて三丸に至る．

解説 婦人が以前より，腹部に腫瘤があり，月経がなくなって，3ヵ月にならない．性器出血が続いて止まらない．胎児が動いて臍の上にある者は，腹部の腫瘤が妊娠に悪い影響を与えている．6ヵ月で動く者は，前の3ヵ月の月経がある時に受胎したものである．血液が下る者は，月経がなくなって後の3ヵ月の流産の出血塊（衃）である．出血が止まらないのは，腹部の腫瘤がなくならないためであり，瘀血を下すべきである．これは桂枝茯苓丸の主治である，というのが大意です．衃は，腐って固まった血液のことです．桂枝茯苓丸は，実証で下腹部に瘀血の圧痛があります **(図10)**．

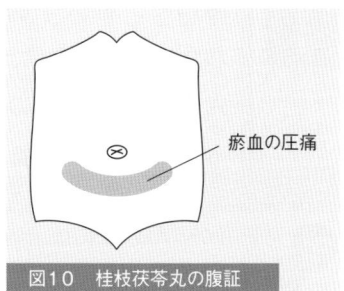

図10 桂枝茯苓丸の腹証
下腹部に瘀血の圧痛があります．
瘀血の圧痛

症例 24歳，女性．主訴は挙児希望．199X年6月21日初診．結婚して1年半になるが，妊娠しないとのことで，来院した．月経不順と月経痛があり，月経血中に血塊がある．2便は変わりない．皮膚の色は白い．163cm，52kg．舌診で舌質は淡紅．舌苔は薄白苔．脈診は沈，細．腹診は腹部は軟，下腹部に圧痛があるが，右下腹部が特に強い．以上の所見から，桂枝茯苓丸証と判断した．桂枝茯苓丸料（煎薬）を約4週間服薬して，妊娠した．翌年3月22日，帝王切開で3,700gの男児を出産した．
〔森由雄治験〕

婦人，妊娠病の脈証并びに治

応　用	月経困難症，打撲症，子宮筋腫，不妊症，尿路結石，下肢静脈瘤

名医の論説	〔浅田宗伯〕桂枝茯苓丸は，瘀血より起こる癥瘕（腫瘍）を去るのが主な作用である．すべて瘀血より生ずる諸症に活用するべきである．（『方函口訣』）

桂枝茯苓丸の要点

実証の瘀血，下腹部の抵抗圧痛

3 師の曰く，婦人漏下の者有り，半産の後，因って続いて下血，都て絶えざる者有り．妊娠下血の者有り．仮令ば，妊娠し腹中痛むを胞阻となす．膠艾湯之を主る．

芎帰膠艾湯方

芎藭，阿膠，甘草各二両，艾葉，当帰各三両，芍薬四両，乾地黄．
右七味，水五升，清酒三升を以て，合して煮て三升を取り，滓を去り，膠を内れ，消尽せしめ，一升を温服す．日に三服す．差えざれば更に作る．

解説 先生が言われるのには，婦人で性器出血が少量だらだらと持続する者，流産の後に出血が持続する者，妊娠して性器出血がある者，たとえば妊娠して腹の中が痛むのは胞阻という病気であり，芎帰膠艾湯の主治である，というのが大意です．芎帰膠艾湯は，性器出血や痔による出血が持続するために貧血をきたした場合によく用いられます．参考までに，四物湯（和剤局方）という血を補う処方がありますが，芎帰膠艾湯から阿膠，甘草，艾葉を除いた薬方です．

症例 39歳，女性．主訴は持続する性器出血．20歳を過ぎたころより，疲れるとよく性器出血がある．最近も1ヵ月間，性器出血がある．漢方薬で何とかならないかという訴えで，200X年11月17日，来院した．顔色は悪く，脈は沈細，腹力は弱い，右下腹部に瘀血の圧痛がある．貧血，長びく性器出血を目標にして，芎帰膠艾湯（煎薬）を与えた．薬を服用して7日間で出血は止まった．尿の回数が少し増加したという．12月7日より月経が4日間あった．漢方薬を服用しているとたいへん調子

がよいと言い，継続して約1年間服用中である．〔森由雄治験〕

応用 痔核出血，性器出血，潰瘍性大腸炎

名医の論説 〔浅田宗伯〕芎帰膠艾湯，この方は止血の主薬とす．（『方函口訣』）

芎帰膠艾湯の要点

各種の出血性疾患

4 婦人，懐妊，腹中疠痛するは，当帰芍薬散之を主る．

当帰芍薬散方

当帰三両，芍薬一斤，茯苓四両，白朮四両，沢瀉半斤，芎藭半斤，一に三両に作る．

右六味，杵きて散となし，方寸匕を取り，酒にて和して日に三服す．

解説 婦人が妊娠して，腹が痛むのは，当帰芍薬散の主治である，というのが大意です．当帰芍薬散の証は，冷え症で眩暈や貧血傾向があり，腹部は軟弱で，下腹部に瘀血の圧痛点が見られます．

症例 26歳，女性，挙児希望．199X年4月18日初診．結婚して3年間，1度も妊娠したことがない．19歳の時よりひどい月経痛がある．夫の精子は検査していない．冷え症で，胃腸が弱い．時々胃痛がある．立ちくらみがあり，疲れやすい．身長154cm，40kg．脈は沈細．腹証は軽い瘀血の圧痛がある．腹力は弱い．当帰芍薬散料加附子（附子0.3）を与えたが，服用して，2日目の時，体調が悪く寝込んでしまった．4月25日，腹部は軟弱，腹皮拘急と軽い瘀血の圧痛がある．当帰建中湯加附子0.5を投与した．5月10日，前の薬の方が飲みやすいと言う．少し便秘がある．当帰芍薬散料加附子大黄（附子0.3，大黄0.3）を与えた．5月21日，脈は滑数，基礎体温表は高温であり，普通の高温期より数日長い．妊娠かもしれないと説明した．5月24日，産婦人科で妊娠していると言われた．以降，出産まで当院には来院せず．一時，切迫流産になったが，残っていた漢方薬を自分の判断で

服用して，2週間で改善したと言う．翌年1月28日，2,922gの女児を帝王切開で出産した．〔森由雄治験〕

応用 不妊症，妊娠や月経のさまざまな障害，腎炎

名医の論説 〔浅田宗伯〕当帰芍薬散は，吉益南涯の得意の薬方で諸病に活用する．全体は婦人の腹中疝痛を治するのが本来の効能であるが，血を和して利水を兼ねた薬方である．故に建中湯の症に水気を兼ぬる者か，逍遙散の症に痛みを帯びる者か，何れにも広く用いるべきである．華岡青州は呉茱萸を加えて多く用いている．また胎児が動く腹痛にこの方は疝痛とあり，芎帰膠艾湯には，ただ腹痛とあり，軽い症状に似ているがそうではない．この方は痛み甚しくして腹部全体にあるのである．膠艾湯は下腹部にあって腰にかかるため，早く治さないと流産してしまう徴候となる．（『方函口訣』）

当帰芍薬散の要点

虚証，冷え症，眩暈，貧血傾向，下腹部に抵抗圧痛

5 妊娠，嘔吐，止まざるは，乾姜人参半夏丸之を主る．

乾姜人参半夏丸

乾姜，人参各一両，半夏二両．
右三味，之を末とし，生姜汁を以て糊にて丸となすこと梧子大の如く，十丸を飲服す．日に三服す．

解説 妊娠して，嘔吐が止まらないのは，乾姜人参半夏丸の主治である，という条文です．乾姜人参半夏丸は，煎じ薬として，さまざまな原因による嘔吐に用いて効果があります．

症例　「種徳寺に住む清光院は年齢６０余歳．反胃を患い，嘔吐が止まらず，心中煩満，多くの医師が治療したが治らず，疲れ苦しみ危篤の状態となった．そこで，すぐ乾姜人参半夏丸料と烏梅丸を服用させたところ，数年の頑固な病気が治癒した．その後，小舟街木魚店の老婦人が反胃を患い同じような証を呈した．よって，乾姜人参半夏丸料と烏梅丸を服用させたところ重篤な状態から脱することができた．」（浅田宗伯『橘窓書影』）

応用　妊娠悪阻，胃腸炎．その他眩暈などに用いた報告がある．

名医の論説　〔浅田宗伯〕乾姜人参半夏丸は，本来，悪阻を治する丸剤であるけれども，今，料（煎じ薬）として諸々の嘔吐が止まらないで胃気が虚する者に用いて速効がある．（『方函口訣』）

乾姜人参半夏丸の要点

妊娠嘔吐

6　妊娠，小便難く，飲食故の如きは，帰母苦参丸之を主る．

当帰貝母苦参丸方

当帰，貝母，苦参各四両．
右三味，之を末とし，煉蜜にて丸じて小豆大の如くし，三丸を飲服す．加えて十丸に至る．

解説　妊娠して，小便が出にくくなり，飲食は変わらないのは，帰母苦参丸（当帰貝母苦参丸）の主治である，という条文です．貝母は，アミガサユリで去痰，鎮咳作用があります．苦参はクララの根で，消炎利尿剤で，皮膚病に用いられます．あまり治験例はありません．

応用　尿路感染症，前立腺肥大症に用いた報告がある．

7 妊娠，水気有り，身重く，小便利せず，洒淅悪寒す．起くれば即ち頭眩す．葵子茯苓散之を主る．

葵子茯苓散方

葵子一斤，茯苓三両．
右二味，杵きて散となし，方寸匕を飲服す．日に三服す．小便利すれば則ち愈ゆ．

解説 妊娠して，水気があり，身体が重くなり，尿が減少し，ぞくぞくと悪寒がして，起きるとめまいがするのは，葵子茯苓散の主治である，という条文です．葵子は，フユアオイの実で利尿作用があります．葵子茯苓散の治験例はありません．

8 婦人，妊娠，常に服するに宜し．当帰散之を主る．

当帰散方

当帰，黄芩，芍薬，芎藭各一斤，白朮半斤．
右五味，杵きて散となし，酒にて方寸匕を飲服す．日に再服す．妊娠常に服すれば即ち産を易くし，胎に苦疾なし．産後の百病悉く之を主る．

解説 婦人が妊娠した場合は，常に当帰散を服するとよい，というのが大意です．妊娠中のさまざまなトラブルに用いられます．流産癖などに，ずっと服用すると流産を予防できます．つわりの癖ある婦人も服用すると効果があります．

症例 34歳，女性．主訴は挙児希望．結婚して9年になるが，結婚後約4年間避妊していた．その後子供を作りたいという希望で避妊をやめたが，妊娠しないとのことで，199X年4月20日来院した．月経不順と月経痛があるが，月経周期は40日位のことが多い．便秘である．手足は冷える．159cm，49kg，皮膚の色は白い．舌は，舌質，淡紅，舌苔，薄白苔．脈は滑．腹部は充実して，右下腹部に圧痛点があり，胸脇苦満がある．以上の所見から大柴胡合桂枝茯苓丸料証と判断した．大柴胡合桂枝茯苓丸料を与えた．約4週間服薬して，胸脇苦満が取れてきたので，大柴胡湯を

除いて桂枝茯苓丸料加大黄附子とした．7月10日，腹診で腹部は軟らかくなり，冷えも改善したので，当帰芍薬散料加大黄を与えた．7月16日（漢方治療開始3ヵ月後），妊娠2ヵ月と診断され，当帰散を2週間分与えた．その後，漢方薬を服用しないで，良好な経過であったが，翌年2月5日（妊娠9ヵ月），産科の医師から産道が硬いと言われたため，再び当帰散を投与した．4週間後，医師から産道が軟らかくなったと言われた．3月7日，2,940gの男児を出産した．〔森由雄治験〕

当帰散の要点

胎児を丈夫にする

9 妊娠，胎を養うは，白朮散之を主る．

白朮散方

白朮，芎藭，蜀椒三分，汗を去る，牡蛎．
右四味，杵きて散となし，酒にて一銭匕を服し，日に三服す，夜に一服す．但し苦痛あれば，芍薬を加え，心下の毒痛には，芎藭を倍加し，心煩，吐き痛み，食飲する能わざれば，細辛一両，半夏大なる者二十枚を加う．之を服して後，更に醋漿水を以て之を服す．若し嘔すれば醋漿水を以て之を服す．復た解せざれば，小麦汁にて之を服す．已えて後に渇する者は，大麦粥にて之を服す．病愈ゆると雖も，之を服して置く勿れ．

解説 妊娠中で，胎児を養うのには，白朮散がよい，という条文です．筆者は不妊症の治療の時に，妊娠に成功した場合に，安胎薬としては，ほとんど当帰散を用いています．

参考文献 荒木性次：新古方薬囊，540頁，方術信和会，1989

白朮散の要点

胎児を丈夫にする

第20章 婦人産後病の脈証と治

　この章では，出産後の病気について記載されています．
　ここでは，小柴胡湯，大承気湯，当帰生姜羊肉湯（産後，腹痛），枳実芍薬散（産後，腹痛，煩満），下瘀血湯（乾血），桂枝湯（感冒），竹葉湯（産後中風，発熱喘して頭痛），竹皮大丸（中虚，煩乱嘔逆），白頭翁加甘草阿膠湯（産後下利），千金の三物黄芩湯（四肢煩熱），千金の内補当帰建中湯（腹中刺痛）などの薬方が見られます．

1 産婦鬱冒，其の脈，微弱，嘔して食する能わず．大便反って堅く，但だ頭汗出で，然る所以の者，血虚して厥し，厥して必ず冒す．冒家解せんと欲せば，必ず大いに汗出づ．血虚して下厥し，孤陽上に出づるを以ての故に頭汗出づ．産婦，喜，汗出づる所以の者，陰を亡して血虚し，陽気独り盛なり．故に当に汗出でて，陰陽乃ち復すべし．大便堅く，嘔して食する能わず．小柴胡湯之を主る．

解説　産婦が鬱冒（気分がふさいで眩暈がする病気）になり，脈は微弱で，嘔吐して食することができず．大便はかえって堅くなり，頭部には汗が出て，血が虚して冷え，めまいが起こる．患者は治癒する時には大いに汗が出る．血虚して身体の下部は冷え，陽が上に出てくるために頭部に汗をかく．産婦が，汗をかきやすいのは，陰をなくして血虚となり，陽気が独り盛んなためである．だから発汗して陰陽を調和させるのがよい．大便が堅くて，嘔吐して食べることができないのは小柴胡湯の主治である，というのが大意です．

2 病解して能く食し，七八日，更に発熱する者は，此れを胃実となす，大承気湯之を主る．

> **解説** 病気が治ってよく食事することができて，7，8日後に，また発熱する者は，胃実という状態になったのであり，これは大承気湯の主治である，というのが大意です．

参考文献　大塚敬節：漢方診療三十年，296頁，創元社，1985

3 産後，腹中疠痛するは，当帰生姜羊肉湯之を主る．并びに腹中寒疝，虚労不足を治す．

当帰生姜羊肉湯方

当帰三両，生姜五両，羊肉一斤．
右三味，水八升を以て，煮て三升を取り，七合を温服す．日に三服す．若し寒多き者は，生姜を加えて一斤となし，痛みを多くして嘔する者は，橘皮二両，百朮一両を加う．生姜を加える者は，亦水五升を加え，煮て三升二合を取り，之を服す．

> **解説** 出産後に腹部が痛むのは，当帰生姜羊肉湯の主治である，また，腹部が冷えて痛み，虚労の状態も当帰生姜羊肉湯で治療できる，というのが大意です．原典では腹満寒疝宿食病の篇に処方が出てきますが，本書では割愛したためここに処方を掲載しました．

参考文献　荒木性次：新古方薬嚢，620頁，方術信和会，1989

4

産後，腹痛し，煩満して臥するを得ざるは，枳実芍薬散之を主る．

枳実芍薬散方

枳実燒いて黒からしめ，大いに過すこと勿れ，芍薬等分．
右二味，杵きて散となし．方寸匕を服す．日に三服す．并びに癰膿を主る．麦粥を以て之を下す．

解説 産後，腹痛し，胸腹部が張り，わずらわしくて眠ることができないのは，枳実芍薬散の主治である，というのが大意です．枳実芍薬散は，排膿散に似ている処方で，筆者は化膿性の皮膚病変の治療に用いています．

症例 「21歳，女性．200X年4月14日，両腕の化膿性病変の治療を希望して受診した．小児の頃から両腕に，ニキビのような化膿性病変が出現し，10回以上手術して切ったことがあるという．両腕の肘から前腕にかけて，毛囊に一致して，化膿性病変が多発している．枳実芍薬散（枳実末1.5，芍薬末1.5の1日分を3回に分服）を与えた．2ヵ月服用して，ほとんど化膿しなくなった．」〔森由雄治験〕

枳実芍薬散の要点

化膿性病変

5

師の曰く，産婦の腹痛は，法当に枳実芍薬散を以てすべし．仮令ば愈えざる者は，此れ腹中に乾血有りて臍下に著くとなす．下瘀血湯に宜しく，之を主る．赤た経水不利を主る．

下瘀血湯方

大黄二両，桃仁二十枚，䗪蟲二十枚，熬って，足を去る．
右三味，之を末とし，煉蜜にて和して四丸となし，酒一升を以て，一丸を煎じて八合を取り，之を頓服す．新しく血下ること豚肝の如し．

> **解説** 先生が言われるのには，出産後の腹痛は，枳実芍薬散で治療すべきである．服用後も治癒しないものは，瘀血が，腹部に存在するからであり，下瘀血湯の主治である．また，月経が滞っている場合も下瘀血湯の主治するところである，というのが大意です．

| 参考文献 | 荒木性次：新古方薬嚢，511頁，方術信和会，1989 |

> **6** 産後，七八日，太陽の証なく，少腹堅く痛むは，此れ悪露尽きざるなり．大便せず，煩躁，発熱し，脈を切するに微実なるは，再び発熱を倍す．日晡時，煩躁する者は，食せず．食すれば則ち譫語し，夜に至って即ち愈ゆ．大承気湯に宜し，之を主る．熱裏に在り，結んで膀胱に在るなり．

> **解説** 産後，7,8日経って，太陽病の証がなく，下腹部が堅くなり痛むのは，悪露が残っているからであり，便秘して，煩躁し，発熱があり，脈がすこし実であり，熱が倍に高くなる．夕方（日晡時）に，煩躁する者は，食事をしない．食事をすればうわ言（譫言）を言い，夜になると治る．このような病気は大承気湯で治療できる，というのが大意です．

> **7** 産後，風，之に続きて数十日解せず，頭微しく痛み，悪寒，時時，熱有り．心下悶え，乾嘔汗出づ，久しと雖も陽旦の証続いて在るのみ．陽旦湯与うべし．

> **解説** 出産後，かぜに罹り，その後に数十日も治らず．少し頭痛と悪寒があり，時々，熱がある．心下部が悶え，吐き気があり汗がでるのは，かぜをひいて長期間経っているが桂枝湯証（陽旦の証）が続いているのであり，桂枝湯（陽旦湯）を与えるべきである，というのが大意です．

| 症例 | 32歳,女性.主訴は発熱,悪寒.199X年3月23日より,悪寒,37.8度の発熱,咽頭痛があり,咳嗽はない.3月23日の夜に,少し発汗があった.翌朝,当院を受診した.生後3ヵ月の乳児に母乳を与えているので,漢方薬による治療を希望した.脈は,浮弱数.太陽病の中風の証と考え,桂枝湯で少し発汗すべき状態と判断した.桂枝湯(煎薬)を与え,その晩に,少し発汗して,翌日は気分がよくなり治癒した.〔森由雄治験〕 |

8 産後,中風,発熱,面正赤,喘して頭痛するは,竹葉湯之を主る.

竹葉湯方

竹葉一把,葛根三両,防風一両,桔梗,桂枝,人参,甘草各一両,附子一枚,炮ず,大棗十五枚,生姜五両.
右十味,水一斗を以て,煮て二升半を取り,分温三服す.温覆して汗を出だしむ.頸項強ばるには,大附子一枚,之を破りて豆大の如きを用い,煎薬を揚げて沫を去る.嘔する者,半夏半升を洗って加う.

| 解説 | 出産後,かぜをひき,熱があり,顔面は赤くなり,喘々して頭痛がするのは,竹葉湯の主治である,という条文です. |

| 名医の論説 | 〔浅田宗伯〕竹葉湯は,産後の中風(感冒)で虚熱があり,首や項が強ばって痙攣性疾患(痙病)を発症しようとする者に用いる薬であるけれども,老人などで身体の上部に虚熱があって頭痛,悪寒,微咳が長く続く者に与えて意外に効を奏す.(『方函口訣』) |

| 参考文献 | 荒木性次:新古方薬嚢,476頁,方術信和会,1989 |

竹葉湯の要点
出産後の感冒,頭痛,発熱,顔が赤く喘々する

9

婦人の乳，中虚，煩乱嘔逆す．中を安んじ気を益す，竹皮大丸之を主る．

竹皮大丸方

生竹茹二分，石膏二分，桂枝一分，甘草七分，白薇一分．
右五味，之を末とし，棗肉に和して弾子大に丸じ，飲を以て一丸を服す．日に三，夜に二服す．熱有る者は，白薇を倍し，煩喘する者は，栢実一分を加う．

解説 婦人の産後，虚証となり，いらいらして，悪心や嘔吐があるものは，中を安んじ気を益す治療法がよい，竹皮大丸の主治するところである，という条文です．ここでは，乳は産後を意味します．

症例 「幕府の大工棟梁，甲良若狭の妻，ある日ひどい熱が出て，譫語，煩乱，嘔吐もあり，薬や食事を摂取できない．ある西洋医は風邪であると診断して治療したが益々ひどくなり，患者の父の筑前が私（浅田宗伯）に治療を依頼した．私は，血熱であると診断し，竹皮大丸料を与えて服用すると1日で高熱は下がり，嘔吐もなくなり，気分がはっきりして治癒した．」（浅田宗伯『橘窓書影』）

名医の論説 〔浅田宗伯〕竹皮大丸は，血熱が甚だしく煩乱（心がわずらい乱れる），嘔逆（嘔吐）して薬をのむことができない者に奇効あり．（『方函口訣』）

竹皮大丸の要点

虚証，いらいらして，悪心，嘔吐

10

産後，下利，虚極，白頭翁加甘草阿膠湯之を主る．

白頭翁加甘草阿膠湯方

白頭翁二両，黄連，蘗皮，秦皮各三両，甘草二両，阿膠二両．
右六味，水七升を以て，煮て二升半を取り，膠を内れ，消尽せしめ，分温三服す．

> **解説** 出産後，下痢して，ひどい虚証になったものは，白頭翁加甘草阿膠湯の主治である，という条文です．白頭翁加甘草阿膠湯は，発熱や粘血性の下痢便を呈する疾患に用いられます．現在では，赤痢などに相当する疾患と思われます．

> **症例** 「新材木街，石屋三四郎の次男の半次郎が痢疾に罹った．某医師は，しばしば下剤を与えて下したため下痢が甚だしく，ひどい虚状を呈した．嘔逆も甚だしく，食事や薬を摂取することができない．私（浅田宗伯）は先ず小半夏加茯苓湯を与えてみたが，吐き気が少し改善した．そして，白頭翁加甘草阿膠湯を与えたところ，下痢はしだいに減じて治癒した．」（浅田宗伯『橘窓書影』）

応用 急性大腸炎

> **名医の論説** 〔浅田宗伯〕白頭翁加甘草阿膠湯は，ただ，虚極というは弱りはててしまった状態である．阿膠は下痢を止めるのを主とす．甘草は中気を助けるのである．『外台秘要』の厚朴湯，安石榴皮湯などに含まれている阿膠も同じ意味である．その他，猪苓湯の阿膠は水を利するなり．人参養栄湯の阿膠は咳を止めるなり．これと混同すべきではない．（『方函口訣』）

白頭翁加甘草阿膠湯の要点

発熱，粘血性の下痢

11

千金の三物黄芩湯，婦人草蓐に在りて，自ら発露して風を得，四肢煩熱に苦しむを治す．頭痛する者は，小柴胡湯を与う．頭痛まず，但だ煩する者は，此の湯之を主る．

千金の三物黄芩湯方

黄芩一両，苦参二両，乾地黄四両．
右三味，水八升を以て，煮て二升を取り，一升を温服す．多く虫を吐下す．

> **解説** 婦人草蓐とは，出産後のことです．千金方の三物黄芩湯は，出産後に風の邪気に冒され，四肢がほてって苦しみ，頭痛する者は，小柴胡湯を与えるが，

頭痛がなく，ただ四肢がほてるだけの者は，三物黄芩湯の主治である，という条文です．

症例　「日本橋通り四丁目家主，卯助の妻，産後煩熱を生じ，頭が破れるような頭痛があり，食欲はなく，1日1日痩せていく．ある医師は，蓐労（結核）と診断して，治療を拒絶した．私（浅田宗伯）が診るところとなり，金匱要略の三物黄芩湯を服用させたところ，4,5日で煩熱は大いに減じ，頭痛も消失する時に悪露が再び下り，腰痛も生じたが，小柴胡湯合四物湯を与え鹿角霜を兼用して全治した．」（浅田宗伯『橘窓書影』）

応用　頭痛

名医の論説　〔浅田宗伯〕三物黄芩湯は，産後の感冒のみに限らず婦人血症の頭痛に奇効あり．また乾血労（瘀血）にも用いる．いずれも頭痛と煩熱が目的である．この症は，俗に瘠労と称して，女子17, 8歳の時に多く患う．必ず三物黄芩湯を用いるべきである．（『方函口訣』）

三物黄芩湯の要点

手足のほてり，頭痛

12　千金の内補当帰建中湯，婦人産後，虚羸不足，腹中刺痛止まず，吸吸少気，或いは少腹中急，摩痛を苦しみ，腰背に引き，食飲する能わざるを治す．産後一月，日に四五剤を服し得て善しとなす．人をして強壮ならしむるに宜し．

千金の内補当帰建中湯方

当帰四両，桂枝三両，芍薬六両，生姜三両，甘草二両，大棗十二枚．
右六味，水一斗を以て，煮て三升を取り，分温三服す．一日に尽くさしむ．若し大虚には，飴糖六両を加う，湯成りて之を内れ，火上に於て煖めて飴を消さしむ．若し去血過多，崩傷，内衄，止まざれば，地黄六両，阿膠二両を加う．八味を合して，湯成り阿膠を内れ，若し当帰無ければ，芎藭を以て之に代え，若し生姜無ければ，乾姜を以て之に代う．

解説 　千金方の内補当帰建中湯は，出産後，虚証となり痩せて，腹部に刺すような痛みが続き，浅い呼吸をし，あるいは下腹部が痛み腰や背中も痛み，飲食できないのを治す．この薬を産後の1ヵ月間，1日に4，5剤を服するのがよい．身体を丈夫にする効能がある，というのが大意です．当帰建中湯は，小建中湯に当帰が加わった薬方で，虚証の月経痛や虚弱な婦人の腹痛，身体下部の出血に用います．当帰建中湯の腹証は腹皮拘急と軽度の瘀血の圧痛です．

症例 　「私（浅田宗伯）の友人の尾台榕堂の娘が寒熱が長く続いて治らず，遂に結核のような症状となり，いろいろな薬も効果がなかった．父母は深く心配して，私に診察を頼んできた．私は，血熱の症状があるので，三物黄芩湯を処方した．これを数日服用すると，熱がだんだんに下がってきて，その後，当帰建中湯を服用して，全快した．以来，血熱を生じる時は自分でこの処方を作って服用したと言う．」(浅田宗伯『橘窓書影』)

症例 　頸椎症に当帰建中湯．46歳，女性．膝に力がなく膝がガクガクしてふらつき，手がしびれるという主訴で，199X年11月7日当院初診となる．5，6年前から左手尺側にピリピリ感があった．同年10月初旬頃より，バドミントンやゴルフをしている時，右手の小指がピリピリとしびれる感じが生じて，そのまま持続するようになった．10月13日，階段を降りようとした時膝がガクガクして膝に力がなくなり，降りることができなくなった．手を握ったり開いたりするのがよくできない．特に，手を開くのに時間がかかる．手の震えもある．紹介され漢方治療を求めて来院した．身長151cm，体重42kg．四肢の筋肉の萎縮がある．上肢の筋肉に繊維束性攣縮，両手尺側の第4，第5指に知覚障害（ピリピリ感）がある．握力は右手17kg，左手23kgである．先月，月経が2回あった．脈は沈細で，腹証は腹皮拘急がみられた．軽度の瘀血がある．よくしもやけを生じる．某大学病院の神経内科で精査の結果，第4，第5頸椎間と第5，第6頸椎間の脊柱管の狭窄が認められた頸椎症と診断された．同年11月29日，当帰建中湯の証と判断し，煎薬を与えた．大学病院では投薬はされていない．頸椎のコルセット（寝る時のみ装着）を作っただけである．12月21日（3週間後），症状の改善はない．12月27日（4週間後），手のしびれはやや軽くなっているような気がする．背中に湿疹があるので荊芥2，連翹3を加味した．翌年1月27日（8週間後），湿疹は不変であり，荊芥，連翹を除去した．2月4日（9週間後），かなりよくなっている．ゆっくりならふつうに階段を降りることができる．膝がガクガクすることはなくなった．しかし，歩行する時，つま先がすこしひっかかる．3月25日（15週間後），たいへんよくなった．某牧場を3時間位歩いてもなんともない．手のしびれも改善して，手のふるえはなくなった．握力は右手26kg，左手27kgである．6月5日（約7ヵ月後），手のしびれは両手第5指の先端部のみにある．約8年間治療しているが，一時的に漢方薬を中断する

と，症状が悪化するが，服薬を再開すると改善する．現在，漢方薬を服用中であり，良好な経過である．〔森由雄治験〕

応用 月経痛

当帰建中湯(とうきけんちゅうとう)の要点

自覚症状 虚証の月経痛，虚弱な婦人の腹痛，身体下部の出血
他覚症状 ［腹証］腹皮拘急(ふくひこうきゅう)と軽度の瘀血(おけつ)の圧痛

第21章 婦人雑病の脈証并びに治

この章では，婦人のさまざまな雑病について述べられています．
　ここでは，小柴胡湯（熱入血室），半夏厚朴湯（咽中炙臠），甘麦大棗湯（藏躁），小青竜湯（涎沫），瀉心湯（心下痞），温経湯（唇口乾燥），土瓜根散（帯下，経水利せず，少腹満痛），旋覆花湯（半産漏下），大黄甘遂湯（少腹満，小便難），抵当湯（月経不順），礬石丸（乾血），紅藍花酒（腹中血気刺痛），当帰芍薬散（腹痛），小建中湯（腹痛），腎気丸（小便不利），蛇床子散（陰中を温む），狼牙湯（陰中蝕瘡爛る），膏髪煎（胃気下泄，陰吹），小兒疳蟲蝕齒方（虫歯）などの薬方が見られます．

1

婦人，中風，七八日，続いて寒熱を来し，発作時に有り．経水，適，断つは，此れ熱，血室に入るとなす．其の血，必ず結す．故に瘧状の如く，発作時に有らしむ．小柴胡湯之を主る．

解説　婦人で，かぜをひいて7，8日経って，悪寒，発熱の発作が起こり，月経がなくなるのは，熱が血室（子宮）に入ったのである．血と熱が結合したためで，マラリアのような発作が起こるのであり，小柴胡湯の主治である，という条文です．血室を肝とする説もあります．瘧は，マラリアのことです．『傷寒論』の「太陽病下篇」の第144条に，同じ文章があります．

2 婦人，咽中に炙臠有るが如きは，半夏厚朴湯之を主る．

半夏厚朴湯方

半夏一升，厚朴三両，茯苓四両，生姜五両，乾蘇葉二両．
右五味，水七升を以て，煮て四升を取り，分温四服す．日に三，夜に一服す．

解説　婦人で，咽に炙った肉片があるような時には，半夏厚朴湯の主治である，という条文です．

症例　31歳，女性．咽の奥の異物感を主訴に，199X年9月2日当院を受診．自律神経失調症の既往歴があり，20歳の頃から時々，咽頭の異物感がある．1ヵ月前，急に頭痛が起こり，首の後ろが気持ち悪くなり，頭に血が昇る感じがして吐き気や動悸もあり，身体がガタガタ震え，手足が冷たくなり，咽の奥の異物感を感じ，1ヵ月間持続するという．脈は沈細，腹力は中等度で，特別な腹証はない．半夏厚朴湯を処方した．7日後，症状はあまり変わりがないが，ややよいという程度．1ヵ月後，咽の奥の異物感は消失し，治癒した．〔森由雄治験〕

症例　「狭山侯の家臣，三好蝶兵，年は40余歳．膈噎（食道通過障害）を患う．食道に常に物があって硬く閉塞するような状態である．飲食したものは，すべて嘔吐してしまう．手足と身体は枯れた柴のようである．病人は死を覚悟している．私（浅田宗伯）が診察したところ，心下より中脘（胸骨下端と臍の中間）の間が凝結や頑固の状態はなく，病は食道にあり．かつ年齢は40歳に過ぎないことを考えると気力は盛んではないが，何もしないで死を待つことはできない．因って，半夏厚朴湯を与えて，その気を整え，時々化毒丸を用いて，病気を揺り動かす．お灸を大椎の下より7椎間下までの棘突起の間に7，8壮すると5，6日して咽喉の間に火が燃えるような感覚を覚え，試みに冷水を飲むと硬く閉塞する病的な感覚はなくなって，たいへん気持ちよくなった．これより飲食は少し進むようになり，病気は次第に治癒した．」（浅田宗伯『橘窓書影』）

応用　神経症，うつ病，気管支炎

名医の論説　〔浅田宗伯〕半夏厚朴湯は，『和剤局方』では四七湯と名づけている．気剤の基本処方である（権輿）．故に，梅核気（梅の種が咽につまった感じ）を治するのみならず，諸々の気の病気に活用してよい．（『方函口訣』）

半夏厚朴湯の要点

自覚症状 何かが咽にひっかかる感じ，抑うつ状態

---

3 婦人，藏躁，喜，悲傷して哭せんと欲し，象神霊の作す所の如く，数欠伸す，甘麦大棗湯之を主る．

甘草小麦大棗湯方

甘草三両，小麦一升，大棗十枚．
右三味，水六升を以て，煮て三升を取り，分温三服す，亦，脾気を補う．

解説 婦人の神経症で，しばしば悲しみ，声を上げて泣き，神がかりのような振る舞いをして，あくびを頻繁にするのは，甘麦大棗湯（甘草小麦大棗湯）の主治である，という条文です．

症例 34歳，女性．常に憂うつな気分と不安感があり，1人でいることができず，不眠症で，夜中に必ず起きてしまう．神経がいつも高ぶっている感じであるという．母親に連れられて，200X年9月29日，当院を受診．脈は沈細，腹力は軟弱である．「婦人藏躁」と考えて甘麦大棗湯を与えた．漢方薬を服用して，3日で眠れるようになり，気分が楽になり，憂うつな気分は改善している．その後約7年間服用しているが，安定した状態である．〔森由雄治験〕

応用 神経症，不眠症

名医の論説 〔浅田宗伯〕甘麦大棗湯は，婦人藏躁（神経症）を主とする薬なれども，右の腋下臍傍の辺りに拘攣や塊りのある処へ用いると効果がある．また小児で，啼泣止まない者に用いて速効がある．また大人の癇に用いることあり．（『方函口訣』）

甘麦大棗湯の要点

自覚症状 興奮状態，痙攣，あくび

4 婦人涎沫を吐し，医反って之を下し，心下即ち痞す，当に先ず其の涎沫を吐するを治すべし．小青竜湯之を主る．涎沫止めば，乃ち痞を治せ．瀉心湯之を主る．

小青竜湯方（p.89 参照）

瀉心湯方（p.126 参照）

解説 婦人で痰を吐いているのに医師が下剤で下したために，心下痞が生じた．まず，痰を治療すべきであり，小青竜湯の主治するところである．痰を吐くのがなくなれば痞を治療すべきで，瀉心湯の主治である．という条文です．瀉心湯は，大黄，黄連，黄芩からなる処方です．瀉心湯は，実証の喀血，吐血，痔出血などに用いて，精神不安を鎮める効果があります．小青竜湯は「第11章 痰飲，欬嗽病の脈証并びに治」（p.89）で，瀉心湯は「第15章 驚悸，吐衄下血，胸満，瘀血病の脈証と治」（p.126）で解説しています．

症例 「私が，昔，日光に遊びに行った時に，船生村という所で，斉藤某という，24,5歳の人で，口がどもって話すことができず，また時々夜中に目を覚まして自分自身の身体が大きいことを誇っている病人を診察した．心煩が甚だしく心下痞がある．瀉心湯を与えた．数ヵ月ならずして，諸症状がすべて治り，言葉は自由に話すことができるようになった．」（『長沙腹診考』，森由雄意訳）

---

5 問うて曰く，婦人年五十所，下利を病み，数十日止まず，暮には即ち発熱し，少腹裏急し，腹満し，手掌煩熱し，唇口乾燥するは，何ぞや．
師の曰く，此の病，帯下に属す．何を以ての故ぞ，曾て半産を経て，瘀血少腹にありて去らず，何を以て之を知るや，其の証，唇口乾燥す，故に之を知る．当に温経湯を以て之を主るべし．

温経湯方

呉茱萸三両, 当帰, 芎藭, 芍薬各二両, 人参, 桂枝, 阿膠, 牡丹心を去る,
生姜, 甘草各二両, 半夏半升, 麦門冬一升, 心を去る.
右十二味, 水一斗を以て, 煮て三升を取り, 分温三服す.
亦た婦人, 少腹寒えて, 久しく受胎せざるを主る. 兼ねて崩中血を去り, 或
いは月水来たること過多, 及び期に至って来たらざるを取る.

解説

お尋ねします. 婦人が50歳で, 下痢の病気になり, 数十日止まらない. 夕方に発熱して下腹部が痛み, お腹が張り, 掌は熱くほてり, 口唇が乾燥するのは, どういうことでしょうか. 先生がおっしゃるのには, この病気は帯下(婦人科の病気)に属す. どうしてでしょうか, 以前に流産して瘀血が下腹部にあるからである. どうしてこれがわかるかと言うと, この証では, 口唇が乾燥するのでこれがわかるのである. まさに温経湯の主治するところである, というのが大意です.
温経湯は冷え症で, 下腹が突っ張ってお腹が張って, 手のほてりがあり, 口唇が乾燥し, かかとがかさかさする症状があります.

症例

「昌平校の教官, 中村敬輔の妻, 結婚後数年して月経が不順となり, 月経が偶然きた時は気うつで, 晴々としない. 腰の冷えが甚だしくなり, 小腹拘急して, 按圧すると腫瘤があり, 胞門が虚寒と診断して温経湯を与え, 腰部の八髎穴にお灸して, 半年後に初めて妊娠した.」(浅田宗伯『橘窓書影』)

症例

「郡山の北条弥一右衛門の妻, 60歳. 月経がまだ続き, 時に汚水が性器から漏れる. 腰は冷たい氷や鉄を帯びているようであり, 多くの医師は皆, 帯下は治らないとした. 私(浅田宗伯)は診察して, 「身体に寒熱の症状はなく, 脈は虚数ではない. 陰部の疼痛はなく, 下した帯下も悪臭はないので治療できるかもしれない.」と診断し温経湯を与え, 硫黄, 竜骨の二味からなる丸薬を兼用にした. 10日余り服用すると腰は温まり汚水は減って, 数ヵ月の後には閉経し普通の老婦になった.」(浅田宗伯『橘窓書影』)

応用

不妊症, 帯下, 湿疹

名医の論説

〔浅田宗伯〕温経湯，この方は胞門（子宮）虚寒と云うが目的にて，およそ婦人血室虚弱にして月水調わず，腰冷，腹痛，頭疼，下血の種々虚寒の候ある者に用う．年50云々に拘るべからず，反って方後の主治に拠るべし．また下血の証，唇口乾燥，手掌煩熱，上熱下寒，腹塊なき者を適証として用う．もし癥塊あり快く血下らざる者は桂枝茯苓丸に宜し．そのまた一等重き者を桃核承気湯とするなり．（『方函口訣』）

温経湯の要点

自覚症状 冷え症，手のほてり，口唇の乾燥，かかとのかさかさ

---

6 帯下，経水利せず，少腹満痛し，経一月再見する者は，土瓜根散之を主る．

土瓜根散方

土瓜根，芍薬，桂枝，䗪蟲各三分．
右四味，杵きて散となし，酒にて方寸匕を服す．日に三服す．

解説 帯下（婦人病）で，月経が不規則で，下腹部が張って痛み，月経が月に2回もくるのは，土瓜根散の主治である，という条文です．土瓜根散の治験例はありません．

---

7 寸口の脈，弦にして大，弦は則ち減となし，大は則ち芤となす．減は則ち寒となし，芤は則ち虚となす．寒虚相搏ち，此れを名づけて革と曰う．婦人は則ち半産漏下す．旋覆花湯之を主る．

旋覆花湯方

旋覆花三両，葱十四茎，新絳少し許り．
右三味，水三升を以て，煮て一升を取り，之を頓服す．

解説　「寸口の脈，弦にして大，弦は則ち減となし，大は則ち芤となす．減は則ち寒となし，芤は則ち虚となす．寒虚相搏ち，此れを名づけて革と曰う」の文章の意味がはっきりしないので解釈しません．婦人が流産して，出血が止まらないのは，旋覆花湯の主治である，という条文です．旋覆花湯は治験例がありません．

8　婦人少腹満，敦状の如く，小便微しく難くして渴せず．生後の者は，此れ水と血と倶に結んで血室にありとなす，大黄甘遂湯之を主る．

大黄甘遂湯方

大黄四両，甘遂二両，阿膠二両．
右三味，水三升を以て，煮て一升を取り，之を頓服す．其の血当に下るべし．

解説　婦人の下腹部が腫れていて，小便の出が悪くて口渇はなく，出産後は，水と血と結合して子宮にあるのであり，大黄甘遂湯の主治である，という条文です．

症例　「日本橋通三街，帛舗竹屋の弟，新平の妻，30余歳．腹が張って太鼓の如くであり，四肢が痩せて，小便が少なく便秘である．医師の治療を受けたが益々悪化した．「このままでは死んでしまうだろう，君に治療を託したい」と，私（浅田宗伯）に診察を依頼した．私は，大黄甘遂湯を与えたところ，大小便がよく通じ，病人は少し安楽になった．しかし，長期間の虚証状態を放置することは好ましくない．六君子湯加厚朴を与え，鎮元丸（即ち養正丹）を兼用にした．これより，小便は日に日に出て，腹満も徐々に改善し，数十日で，ひどい難病も全治した．」（浅田宗伯『橘窓書影』）

応用　便秘

名医の論説　〔浅田宗伯〕大黄甘遂湯は，水と血の2つを去るを主とする．水気が主で血は主ではない．微難というものは尿が通じないのではない．婦人で急に小腹満結，小便不利する者に速効がある．また男子疝にて小便閉塞，少腹満痛する者はこの方最も効果がある．（『方函口訣』）

9

婦人経水，利下せざるは，抵当湯之を主る．

抵当湯方

水蛭三十箇，熬る，虻蟲三十枚，熬る，翅足を去る．桃仁二十箇，皮尖を去る，大黄三両，酒に浸す．
右四味，末となし，水五升を以て，煮て三升を取り，滓を去り，一升を温服す．

解説 月経が止まってしまうのは，抵当湯の主治である，という条文です．抵当湯の治験例はあまりありません．『漫游雑記』には，30歳の婦人が月経が止まり，だんだん太って，1月に1，2回頭痛発作が起こり嘔吐するという患者に，抵当湯を用いて治療した例が記載されています．

10

婦人，経水閉じて，利せず．藏，堅癖，止まず．中に乾血有りて，白物を下すは，礬石丸之を主る．

礬石丸方

礬石三分，燒く，杏仁一分．
右二味，之を末とし，煉蜜に和して棗核大に丸じ，藏中に内る．劇しき者は再び之に内る．

解説 月経が止まり，子宮が堅くなり，子宮に瘀血があって帯下があるものは，礬石丸の主治である，というのが大意です．礬石は，ミョウバンのことです．礬石丸の治験例はありません．

11

婦人，六十二種の風，及び腹中血気刺痛するは，紅藍花酒之を主る．

紅藍花酒方
紅藍花一両．
右一味，酒一大升を以て，煎じて半を減じ，一半を頓服す．未だ止まざれば，再服す．

解説 婦人の六十二種の風や腹の中が刺すように痛むのは，紅藍花酒の主治である，というのが大意です．六十二種の風は，よくわかりません．紅藍花は，べにばなの花弁（荒木性次『新古方薬嚢』）です．紅藍花酒の治験例はありません．

12

婦人，腹中，諸疾痛は，当帰芍薬散之を主る．

当帰芍薬散方（p.160 参照）

解説 婦人で，腹の中が痛むのは，当帰芍薬散の主治である，という条文です．当帰芍薬散は，「第19章 婦人，妊娠病の脈証并びに治」にすでに出てきました（p.160）．

13

婦人，腹中痛むは，小建中湯之を主る．

小建中湯方（p.39 参照）

解説 婦人で，腹の中が痛むのは，小建中湯の主治である，という条文です．小建中湯は「第5章 血痺，虚労病の脈証并びに治」（p.38）と「第14章 黄疸病の脈証并びに治」（p.121）にすでに出てきました．

14

問うて曰く，婦人病，飲食故の如くして，煩熱，臥するを得ず，而も反って倚息する者は何ぞや．師の曰く，此れを転胞と名づく，溺するを得ざるなり，胞系了戻するを以ての故に此の病を致す．但だ小便を利すれば則ち愈ゆ．腎気丸に宜し之を主る．

腎気丸方

乾地黄八両，薯蕷四両，山茱萸四両，沢瀉三両，茯苓三両，牡丹皮三両，桂枝，附子炮ず，各一両．
右八味，之を末とし，煉蜜にて和して梧子大に丸じ，酒にて十五丸を下す．加えて二十五丸に至る．日に再服す．

解説 お尋ねします．婦人で，飲食は正常で，発熱があり，いらいらして横になることができず，起坐呼吸するのはどういう病気でしょうか．先生が言われるのには，これは転胞という病気です．尿が出ない病気です．尿の道に異常があるために起こり，尿が出るようにすれば治癒する．腎気丸の主治である，というのが大意です．現代医学的病名は，泌尿器系感染症と思われます．

症例 89歳，男性．両足のしびれを訴えて，200X年7月20日，当院を受診した．45歳から糖尿病といわれ，食事療法をしている．便秘がある．尿糖は＋，血糖136，HbA1c 5.7である．脈は弦，腹証は臍下不仁がある．八味丸を与えた．10日服用して便秘は改善し，足のしびれも少しよくなった．3ヵ月服用して，足のしびれがかなり改善した．6ヵ月服用して，足のしびれはほとんどなくなったという．〔森由雄治験〕

15 蛇床子散方，陰中を温むる坐薬

蛇床子散方

蛇床子仁．
右一味，之を末とし，白粉少し許りを以て，和し合わせ相得て，棗の大きさの如く，綿に裹み，之を內れ，自然に温む．

解説 婦人の陰部の陰中を温める膣坐薬としての蛇床子散についての記載です．白粉は，米粉や焼明礬石という説があります．蛇床子は，セリ科のヤブジラミの成熟果実を乾燥したものです．筆者は，50歳台の婦人で陰部の痒みを訴える患者に蛇床子20gだけを煎じて，浴室などで頻繁にガーゼなどで洗うように指示して，痒みの改善した例を経験しました．

16 少陰の脈，滑にして数なる者，陰中，即ち瘡を生ず，陰中蝕瘡爛るる者は，狼牙湯にて之を洗う．

狼牙湯方

狼牙三両．
右一味，水四升を以て，煮て半升を取り，綿を以て筯を纏い，繭の如くして，湯に浸して陰中に瀝す．日に四遍．

解説 少陰の脈が滑で数であるのは，陰部に瘡が生じているのであり，潰瘍ができて爛れている者は，狼牙湯の主治である，という条文です．狼牙は，別名牙子，日本産は「みつもと草」にあてています（荒木性次『新古方薬嚢』）．狼牙湯の治験例はありません．

17 胃気下泄，陰吹にして正に喧しきは，此れ穀気の実なり，膏髪煎にて之を導く．

膏髪煎方

猪膏半斤，乱髪雞子大の如き，三枚．
右二味，膏中に和して之を煎じ，髪消すれば薬成る，分かち再服す，病小便従り出づ．

解説 胃の気が下方へ流れて出て,外陰部から出て大きな音がするのは,穀気が充実しているからであり,膏髪煎で気を導くとよい,という条文です.膏髪煎は,原典の黄疸病の篇に出てくる猪膏髪煎と同じものですが,本書では割愛したため,ここにその処方を掲載しました.膏髪煎は治験例がありません.

18 小兒疳蟲蝕齒方.

小兒疳蟲蝕齒方

雄黄,葶藶.
右二味,之を末とし,臘月,猪脂を取りて鎔かし,槐枝を以て綿にて頭を四五枚裹み,薬を点じて,之を烙く.

解説 雄黄と葶藶を末として,臘月(旧暦12月)に,猪脂を溶かして槐枝(えんじゅの枝)で小児の虫歯の治療をする,ということですが,治験例はありません.

第22章　雑療方

　この章では，さまざまな治療法が述べられていますが，還魂湯と「馬墜及び一切の筋骨を損ずるを治する方」以外には治験例がありませんので，還魂湯と「馬墜及び一切の筋骨を損ずるを治する方」について解説します。

1

卒死，客忤の死を救うは，還魂湯之を主る．方．

> **還魂湯方**
>
> 麻黄三両，節を去る，一方に四両，杏仁，皮尖を去る，七十箇，甘草一両，炙る，千金は桂心二両を用う．
> 右三味，水八升を以て，煮て三升を取り，滓を去り，分かちて之を咽せしむ，通じて諸々の感忤を治す．
> 又の方．
> 韮根一把，烏梅二十箇，呉茱萸半升，炒る．
> 右三味，水一斗を以て，之を煮，病人の櫛を以て中に内れ三沸す．櫛浮く者は生き，沈む者は死す．煮て三升を取り，滓を去り，分かちて之を飲む．

解説　突然に，仮死状態になった者を救うのは，還魂湯の主治である，という条文です．湯本求真は，還魂湯で仮死状態となった肺炎患者を救ったということです．

症例	「小児が痙攣性疾患（搐）に罹り，意識のない状態で2, 3日経ち，医師は薬や鍼灸で治療したが全く効果はない．病状は重篤で，多くの医師は不治であると言う．私（有持桂里）は，脈を診たところでは脈は沈絶であるが，しばらく診ていると生気がみられる．病状は重篤であるが，私が診るところでは，熱邪がうっ塞した状態で，一度発汗させると，少しは回復するかもしれない．還魂湯を作り与えて母親に抱いて看病してもらった．しばらくすると発汗して，すぐに覚醒した．」（有持桂里『校正方輿輗』）

応 用	仮死状態

参考文献	寺師睦宗：臨床八十方 金匱要略，109頁，三考塾，1986

2　馬墜及び一切の筋骨を損ずるを治する方

馬墜及び一切の筋骨を損ずるを治する方

大黄一両，切り，浸し，湯成りて下す．緋帛，手大の知きを燒きて灰とす．乱髪，雞子大の知きを燒きて灰とし用う．久用炊単布，一尺，燒きて灰とす．敗蒲，一握り，三寸，桃仁，四十九箇，皮尖を去り，熬る．甘草，中指の節の知きを炙り剉む．

右七味，童子の小便を以て多少を量り，煎じ湯成り，酒一大盞を内れ，次に大黄を下し，滓を去り，分温三服す．先ず敗蒲席半領を剉み，湯に煎じて浴し，衣被にて蓋覆す．斯須にして通利数行にして，痛楚，立ちどころに差ゆ．利及び浴水赤し．怪しむ勿れ．則ち瘀血なり．

注	緋帛は茜で染めた絹．久用炊単布は，長く炊事用に用いられた布．敗蒲は敗蒲席と同じである．蒲席は，蒲（がま）の草で編んだ敷物のことで，敗蒲席は，やぶれた蒲のむしろである．現代では敗蒲席の代わりに畳表で代用する．

解説	落馬などで筋肉や骨を傷めた場合の処方です．処方の材料を集めるのはたいへんです．

雑療方

症例 交通事故の外傷に「馬墜及び一切の筋骨を損ずるを治する方」. 50歳, 女性. 200X年10月9日, バイク運転中に交通事故に遭い, 転倒し, 両膝と両腕に打撲と内出血が生じた. 外傷部位には, 疼痛と腫脹と内出血を認めた. 13日（5日目）に, 王不留行散を服用した. 15日（7日目）に, 昼より「馬墜及び一切の筋骨を損ずるを治する方」を服用. 夕方には, 桂枝茯苓丸を服用した. 16日（8日目）, 身体が温まり気持ちよく眠れるようになった. 内出血も薄くなり, 疼痛もやや改善した. 18日（10日目）, ほとんど疼痛が改善した.〔森由雄治験〕

応用 打撲症

第23章 禽獣魚蟲禁忌并びに治

この章では，橘皮大黄朴消湯が重要ですので，橘皮大黄朴消湯のみ解説します．

1

鱠，之を食して，心胸の間に在って，化せず，吐すれども復出でざるは，速やかに下して之を除け．久しければ癥病を成す．之を治するの方．

橘皮大黄朴消湯方
橘皮一両，大黄二両，朴消二両．   右三味，水一大升を以て，煮て小升に至り，頓服すれば即ち消す．

注 鱠は細かく切った魚肉などを酢づけにした食品のこと．

解説 鱠を食べて，心胸の間に残っており，消化しないで，吐こうとしても吐けないのは，すぐに，下剤で下して，除くべきである．長く残っていると，しこりになる，というのが大意です．この薬は，橘皮大黄朴消湯として，知られています．筆者は，魚を食べた後に，蕁麻疹が出現したという中年の婦人に用いたことがあり，よく効いたという印象があります．

症例 「魚毒．51歳．体質強壮で平生病気はない．本年4月胸部に頑癬様の小さな発疹が出現し，数人の医師の治療を受けるも効果はない．発疹はだんだん胸全体，項，背中，頭，顔面に広がった．明治24年11月17日私（井田憬）が診察した．脈は緊数で全身が少し腫れている．呼吸は促迫し患部を引っ掻くと臭い液体が出て，先天的な毒に似ているがそうではなく，頑癬でもない．魚毒ではないかと問うと今から20年前に鱶の膾を食べて腹痛嘔吐下痢したことがあり，その後に鱶の膾を食べたくな

くなり，その後は食していない．私はこれは魚毒と診断し，まず東洋の赤豆湯（しゃくずとう）を与え2，3日して腫れは消失し，呼吸促迫は改善し脈は平となる．橘皮大黄朴消湯（きっぴだいおうぼくしょうとう）を与え6，7日して魚の塩辛のものを2回下し，悪臭敗醤（はいしょう）のような肉片のようであった．30日位で全治した.」(井田懐『和漢医林新誌（わかんいりんしんし）』)

| 応　用 | 動物や魚の肉による食中毒や蕁麻疹 |

| 名医の論説 | 〔浅田宗伯〕橘皮大黄朴消湯（きっぴだいおうぼくしょうとう）は，魚毒を解するの主剤とす．(『方函口訣（ほうかんくけつ）』) |

| 橘皮大黄朴消湯（きっぴだいおうぼくしょうとう）の要点 |

魚毒による病気を治す

一般索引

（丸数字は「重要用語解説」のページ）

あ
アトピー性皮膚炎 ………………………… 22, 114
アレルギー性鼻炎 ……………………………… 91

い
インフルエンザ ………………………………… 90
インポテンツ ……………………… 32, 37, 38
胃炎 …………………………………… 79, 131
胃潰瘍 ………………………………… 79, 131
胃腸炎 ………………………………………… 39
溢飲（いついん） ………………… ⑰, 85, 89
一過性脳虚血発作 …………………………… 31
遺尿 …………………………………………… 45
疣（いぼ） …………………………………… 11
胃反（いほん） …………………… 135, 136
陰狐疝（いんこせん） …………… ⑮, 153, 154
癮疹（いんしん） …………………………… ⑮
咽頭ジフテリア ……………………………… 54
陰陽（いんよう） …………………………… ⑮
陰陽毒病（いんようどくびょう） …………… 19

う
うつ病 ……………………………………… 176
鬱冒（うつぼう） …………………… ⑮, 165

え
噎（えつ） ……………… 16, 129, 137, 138, 145
噎病（えつびょう） ………………………… ⑮, 5
円形脱毛症 …………………………………… 37

お
黄家（おうか） …………………… 118, 119
黄汗（おうかん） ………………… 107, 113
王洙（おうしゅ） ……………………………… 1
黄疸病（おうだんびょう） ………………… 117
嘔吐 ………………………………… 129, 132
悪寒（おかん） ……………………………… ⑮
瘀血（おけつ） ………………………… ⑮, 42
瘀血の圧痛（おけつのあっつう） ………… 158
悪風（おふう） ……………………………… ⑮
温瘧（おんぎゃく） ………………………… 21

か
かぜ …………………………………………… 79
欬逆倚息（がいぎゃくきそく） …………… ⑮, 91
蚘厥（かいけつ） ………………………… 155
齲歯（かいし） ………………………………… 8
欬嗽（がいそう） ……………………………… 85
欬嗽上気病（がいそうじょうきびょう） …… 45
回虫症 ……………………………………… 156
蚘虫病（かいちゅうびょう） …………… 153, 154
潰瘍性大腸炎 ……………………………… 142
火逆（かぎゃく） …………………………… ⑮
顎関節症 ………………………………… 12, 108
膈間の支飲（かくかんのしいん） ………… 91
仮死状態 …………………………………… 187
下肢静脈瘤 ………………………………… 159
火邪（かじゃ） …………………………… 123
火傷（かしょう） ………………………… 123
脚気 …………………………………………… 32
滑脈（かつみゃく） ………………………… ⑲
花粉症 ……………………………………… 101
癇（かん） …………………………………… 27
肝炎 …………………………………………… 71
乾嘔（かんおう） ………………… 137, 138
寒気厥逆（かんきけつぎゃく） …………… ⑮
乾血（かんけつ） ………………………… 167
関節リウマチ ………… 11, 16, 28, 29, 78
寒疝（かんせん） ………………… ⑮, 69, 76, 78
緩脈（かんみゃく） ………………………… ⑲

き
気（き） ……………………………………… ⑮
気管支炎 ………………… 47, 48, 49, 52, 176
気管支喘息 …… 47, 48, 49, 52, 53, 71, 91, 101
気虚（ききょ） ……………………………… ⑮
気水（きすい） …………………………… 111
気の上衝（きのじょうしょう） …………… ⑮
気分 ………………………………………… 114
瘧（ぎゃく） ………………………… 23, 175
瘧病（ぎゃくびょう） ……………… ⑯, 21
急性腎炎 …………………………………… 90
急性大腸炎 …………………………… 143, 171

急性虫垂炎 …………………………… 148
久用炊単布（きゅうようすいたんふ）……… 188
驚癇（きょうかん）………………………… ⑯
胸脇苦満（きょうきょうくまん） … ⑯, 24, 134
胸脇支満（きょうきょうしまん）………… 85
狭心症 ……………………………… 62, 63, 65
胸痹（きょうひ） ………………… ⑯, 61, 63
胸膜炎 ………………………………………… 87
強膜炎 ………………………………………… 90
胸満（きょうまん）………………………… ⑯
虚気（きょき）……………………………… 99
虚実（きょじつ）…………………………… ⑯
魚毒 ………………………………………191, 192
虚脈（きょみゃく）………………………… ⑲
虚労（きょろう）………………………… 121
虚労病（きょろうびょう）…………… ⑯, 35
金瘡（きんそう）………………………… 150
筋肉痛 ………………………………………… 14
緊脈（きんみゃく）………………………… ⑲

け

頸椎症 ……………………………………… 173
痙病（けいびょう）……………… ⑯, 5, 6
経絡（けいらく）…………………………… ⑯
痙攣性疾患 …………………………………… 6
下血（げけつ）…………………… 125, 126
血（けつ）…………………………………… ⑯
血虚（けっきょ）…………………………… ⑯
結胸（けっきょう）………………………… 23
月経困難症 ……………………………… 159
月経痛 ……………………………………… 174
血室（けっしつ）………………… ⑯, 175
厥陰病（けっちんびょう）……………… ⑲
血痹（けっぴ）…………………… ⑯, 35
下痢 ………………………………………… 129
下利（げり）……………… 139, 140, 141, 142
下利清穀（げりせいこく）……………… 145
懸飲（けんいん）………………… ⑰, 85, 87
言語障害 ……………………………………… 31
弦脈（げんみゃく）………………………… ⑲

こ

口渇 …………………………………………… 21
剛痙（ごうけい）……………………………… 7
高血圧症 ……………………………………… 71
洪大脈（こうだいみゃく）………………… ⑲
高保衡（こうほこう）………………………… 1
洪脈（こうみゃく）………………………… ⑲
芤脈（こうみゃく）………………………… ⑲
肛門周囲膿瘍 …………………………… 149
黒疸（こくたん）………………………… 118
穀疸（こくたん）…………………………… ⑯
穀疸の病（こくたんのやまい）……… 117
五臓（ごぞう）……………………………… ⑯
五臓の風寒病（ごぞうのふうかんびょう）… 81
五臓労（ごぞうろう）…………………⑯, 42
五労（ごろう）……………………………⑯, 42
狐惑病（こわくびょう）………………⑯, 19

さ

臍下不仁（さいかふじん）……………… 32
細脈（さいみゃく）………………………… ⑲
数脈（さくみゃく）………………………… ⑲

し

シェーグレン症候群 ……………………… 49
しゃっくり ……………………… 130, 139
支飲（しいん）……………… ⑱, 85, 93, 94
痔核 ………………………………………… 125
子宮筋腫 ………………………………… 159
止血 ………………………………………… 123
四肢厥逆（ししけつぎゃく）………… 133
四肢煩重（ししはんじゅう）…………… 25
四診（ししん）……………………………… ⑯
湿家（しっか）……………………………… ⑰
湿疹 …………………………………… 40, 179
失精家（しっせいか）……………………… ⑰
湿病（しつびょう）……………… ⑰, 5, 10
積聚病（しゃくじゅびょう）……… ⑰, 81
弱脈（じゃくみゃく）……………………… ⑲
酒黄疸（しゅおうだん）………………… 119
宿食（しゅくしょく）………… ⑰, 69, 72, 135

194

一般索引

手指臂腫（しゅしひしゅ）……………153
手足厥冷（しゅそくけつれい）………133
酒疸（しゅたん）………………………⑰
少陰病（しょういんびょう）…………⑲
消渇（しょうかつ）……………………103
傷寒（しょうかん）……………………13
傷寒論（しょうかんろん）……………1
少気（しょうき）………………………⑰
上気（じょうき）………………………⑰
生姜（しょうきょう）…………………96
小青竜湯（しょうせいりゅうとう）…90
小児の腹痛……………………………39
少腹拘急（しょうふくこうきゅう）…32
小便利（しょうべんり）………………103
少陽病（しょうようびょう）…………⑲
暑気あたり……………………………17
食中毒…………………………………80
女労（じょろう）………………………118
女労疸（じょろうたん）………………⑰
視力障害………………………………42
浸淫病（しんいんびょう）………⑰, 147
津液（しんえき）………………………⑰
腎炎……………………………………161
心下堅（しんかけん）…………114, 115
心下支結（しんかしけつ）……………⑰
心下濡（しんかなん）…………………144
心下痞（しんかひ）……………………178
心下痞堅（しんかひけん）……………91
心下痞鞭（しんかひこう）………⑰, 20
心下満微痛（しんかまんびつう）……⑰
心気不足（しんきふそく）……………126
心筋梗塞……………………61, 63, 65
神経症…………37, 40, 57, 59, 176, 177
身体尫羸（しんたいおうるい）………28
心中懊憹（しんちゅうおうのう）…⑰, 119
心中悪寒（しんちゅうおかん）………25
腎著の病（じんちょのやまい）………82
心痛（しんつう）………………………61
心煩（しんぱん）………………………⑰
神秘湯（しんぴとう）…………………57

す

水飲（すいいん）………………………114
水気病（すいきびょう）………………107
水毒（すいどく）………………⑰, 17, 34, 85
頭眩（ずげん）…………………………28
頭痛……………………………………58

せ

性器出血………………………………159
精神疾患………………………………19
正水（せいすい）………………………107
石水（せきすい）………………………107
切診（せっしん）………………………⑰
疝瘕（せんか）…………………………77
譫語（せんご）……………………⑰, 141, 145
疝毒（せんどく）………………………75
前立腺肥大症……………………41, 105

そ

瘡家（そうか）…………………………⑰
臓躁（ぞうそう）………………………177
瘡痒（そうよう）……………………⑰, 147
腠理（そうり）…………………………⑰, 34
鼠径ヘルニア…………………………39
孫奇（そんき）…………………………1

た

太陰病（たいいんびょう）……………⑲
胎黄（たいおう）………………………120
大逆上気（だいぎゃくじょうき）……49
帯下（たいげ）…………………179, 180
大青竜湯（だいせいりゅうとう）……90
大腸炎…………………………………131
大風（だいふう）………………………⑰, 25
太陽中暍（たいようちゅうえつ）……18
太陽中熱（たいようちゅうねつ）……⑰, 16
太陽病（たいようびょう）……………⑲
打撲症…………………………………159
癉（たん）………………………………27
痰飲（たんいん）………………………⑰, 85
短気（たんき）…………………………⑱

短気病（たんきびょう）……………⑱, 61
男性不妊症……………………………37
胆石症…………………………………71

ち

知覚障害………………………………35
中暍（ちゅうえつ）…………………⑱
中悪（ちゅうお）…………………⑱, 80
中寒（ちゅうかん）…………………⑱
中暑（ちゅうしょ）…………………⑱
中風（ちゅうふう）………………⑱, 25, 30
張仲景（ちょうちゅうけい）………1
癥病（ちょうびょう）……………⑱, 158
腸閉塞…………………………………74
腸癰（ちょうよう）………………⑱, 147, 148
沈脈（ちんみゃく）…………………⑱

つ

痛覚障害………………………………31

て

てんかん……………………………27, 79
趺蹶（てっけつ）…………………⑱, 153
転筋（てんきん）…………………⑱, 153
巓眩（てんげん）……………………97
転胞（てんぽう）…………………33, 184

と

トリカブト……………………………38
動悸………………………………43, 59
糖尿病…………………………………31
吐血衄血（とけつじくけつ）………126
吐膿（とのう）………………………⑱

な

鱠（なます）………………………191
濡脈（なんみゃく）…………………⑲

に

肉極（にくきょく）…………………34
日射病…………………………………17

日晡所（にっぽしょ）………………10, 118
尿失禁………………………………32, 41
尿閉…………………………………32, 41
尿路感染症…………………………105
尿路結石……………………………74, 105, 159
妊娠…………………………………157
妊娠嘔吐……………………………96
妊娠悪阻（にんしんおそ）…………97
妊娠咳…………………………………49

ね

熱性下痢……………………………132
熱性の痙攣性疾患……………………27
熱癇癇（ねつたんかん）……………⑱, 26

の

のぼせ…………………………………58
脳血管障害……………………………25
脳卒中………………………………25, 26, 30, 31

は

バセドー病……………………………44
肺痿（はいい）………………………⑱, 45
肺炎…………………………………187
肺化膿症……………………………50, 54, 55
肺結核…………………………………45
肺中冷（はいちゅうれい）…………45
肺脹（はいちょう）………………⑱, 51, 53
敗蒲（はいほ）………………………188
肺癰（はいよう）…………………⑱, 45, 50, 54
白内障…………………………………41
破傷風………………………………7, 8
発熱……………………………………21
馬刀侠瘻（ばとうきょうえい）……⑱
煩躁（煩燥）（はんそう）………⑱, 53

ひ

ヒステリー……………………………57
鼻炎……………………………………71
皮水（ひすい）……………………⑱, 107, 112
緋帛（ひはく）………………………188

一般索引

皮膚化膿症················40
肥満症···············13, 71
微脈（びみゃく）···········⑲
百合病（びゃくごうびょう）·······19
頻尿················32, 39

ふ

風湿（ふうしつ）······10, 12, 13, 15
風水（ふうすい）·······⑱, 107, 116
風痺（ふうひ）·············⑱
腹皮拘急（ふくひこうきゅう）······39, 40
腹満（ふくまん）············69
浮腫··················13
不整脈·················43
不妊症············159, 161, 179
浮脈（ふみゃく）············⑱
不眠症··············41, 177
趺陽の脈（ふようのみゃく）·······⑱
聞診（ぶんしん）············⑰

へ

ベーチェット病············19
ヘベルデン結節············12
変形性膝関節症············12
片頭痛················130
便秘·············81, 141, 142
便秘症················39
片麻痺················26

ほ

望診（ぼうしん）············⑯
胞阻（ほうそ）············159
蒲席（ほせき）············188
発作性頻拍症·············57
奔豚（ほんとん）············57
奔豚気病（ほんとんきびょう）······⑱
奔豚病（ほんとんびょう）········⑱

ま

マラリア············21, 23, 175
慢性気管支炎············101

慢性腎炎··············13, 105

み

水太り················108
耳鳴り·················41
脈···················⑱

め

めまい············31, 37, 93, 130

も

妄行独語（もうこうどくご）······27
目眩（もくげん）············85
問診（もんしん）············⑰

や

夜尿症···············39, 82

よ

陽旦の証（ようたんのしょう）·····168
腰痛············32, 41, 82, 115
陽明病（ようめいびょう）········⑲

ら

雷鳴下痢（らいめいげり）········20

り

裏寒外熱（りかんがいねつ）······145
裏水（りすい）···········⑲, 110
六経（りっけい）············⑲
林億（りんおく）·············1
淋病（りんびょう）··········103

れ

厲風気（れいふうき）··········34
冷労（れいろう）············⑲
歴節病（れきせつびょう）·····⑲, 25, 29
歴節風（れきせつふう）·········28

197

処方索引

（丸数字は「重要用語解説」のページ）

い

葦茎湯（いけいとう）……55
已椒歴黄丸（いしょうれきおうがん）……95
一物瓜蔕湯（いちもつかていとう）……18
茵蔯蒿湯（いんちんこうとう）……117
茵蔯五苓散（いんちんごれいさん）……119

う

烏頭桂枝湯（うずけいしとう）……77
烏頭煎（うずせん）……76
烏頭湯（うずとう）……29, 78
烏梅丸（うばいがん）……155
温経湯（うんけいとう）……178

え

越婢加朮湯（えっぴかじゅつとう）……34, 107, 110
越脾加半夏湯（えっぴかはんげとう）……51
越婢湯（えっぴとう）……108

お

黄耆桂枝五物湯（おうぎけいしごもつとう）……35
黄耆建中湯（おうぎけんちゅうとう）……40
黄耆芍桂枝苦酒湯（おうぎしゃくけいしくしゅとう）……112
黄芩加半夏生姜湯（おうごんかはんげしょうきょうとう）……132
黄芩湯（おうごんとう）……146
黄土湯（おうどとう）……125
王不留行散（おうふるぎょうさん）……150
黄連湯（おうれんとう）……71

か

葛根加烏頭湯（かっこんかうずとう）……7
葛根湯（かっこんとう）……7
栝楼薤白白酒湯（かろうがいはくはくしゅとう）……61
栝楼薤白半夏湯（かろうがいはくはんげとう）……62
栝楼桂枝湯（かろうけいしとう）……6
乾姜人参半夏丸（かんきょうにんじんはんげがん）……161
甘姜苓朮湯（かんきょうりょうじゅつとう）……82
還魂湯（かんこんとう）……187
甘草乾姜湯（かんぞうかんきょうとう）……45
甘草瀉心湯（かんぞうしゃしんとう）……19
甘草附子湯（かんぞうぶしとう）……14, 15
甘草粉蜜湯（かんぞうふんみつとう）……71, 154
甘草麻黄湯（かんぞうまおうとう）……110
甘麦大棗湯（かんばくたいそうとう）……177

き

桔梗白散（ききょうはくさん）……54
枳実薤白桂枝湯（きじつがいはくけいしとう）……63
枳実芍薬散（きじつしゃくやくさん）……166
葵子茯苓散（きしぶくりょうさん）……163
耆芍桂酒湯（ぎしゃくけいしゅとう）……112
枳朮湯（きじゅつとう）……115
橘枳姜湯（きっききょうとう）……65
橘皮大黄朴消湯（きっぴだいおうぼくしょうとう）……191
橘皮竹茹湯（きっぴちくじょとう）……138
橘皮湯（きっぴとう）……138
帰母苦参丸（きもくじんがん）……162
芎帰膠艾湯（きゅうききょうがいとう）……159
救逆湯（きゅうぎゃくとう）……123
膠艾湯（きょうがいとう）……159
杏子湯（きょうしとう）……111
去桂加白朮湯（きょけいかびゃくじゅつとう）……13

け

桂姜棗草黄辛附湯（けいきょうそうそうおうしんぶとう）……114
桂枝加黄耆湯（けいしかおうぎとう）……113, 119
桂枝加桂湯（けいしかけいとう）……⑮, 58
桂枝加竜骨牡蛎湯（けいしかりゅうこつぼれいとう）……36
桂枝去芍薬加蜀漆牡蛎竜骨救逆湯

処方索引

桂枝去芍薬加蜀漆牡蠣竜骨救逆湯
　（けいしきょしゃくやくかしょくしつぼれいりゅうこつきゅうぎゃくとう）………123
桂枝去芍薬加麻辛附子湯
　（けいしきょしゃくやくかましんぶしとう）……114
桂枝芍薬知母湯
　（けいししゃくやくちもとう）………………28
桂枝湯（けいしとう）…………77, 139, 157, 168
雞屎白散（けいしはくさん）………………153
桂枝茯苓丸（けいしぶくりょうがん）……158
桂枝附子湯（けいしぶしとう）………13, 16
桂苓五味甘草湯
　（けいりょうごみかんぞうとう）…………100
下瘀血湯（げおけつとう）…………………167

こ

侯氏黒散（こうしこくさん）………………25
膏髪煎（こうはつせん）……………………185
厚朴三物湯（こうぼくさんもつとう）……94
厚朴七物湯（こうぼくしちもつとう）……69
厚朴大黄湯（こうぼくだいおうとう）……94
厚朴麻黄湯（こうぼくまおうとう）………48
紅藍花酒（こうらんかしゅ）………………183
呉茱萸湯（ごしゅゆとう）…………………129
五苓散（ごれいさん）…………………97, 104

さ

柴胡桂姜湯（さいこけいきょうとう）……23
柴胡桂枝乾姜湯
　（さいこけいしかんきょうとう）……………23
柴胡桂枝湯（さいこけいしとう）…………79
三黄瀉心湯（さんおうしゃしんとう）……126
酸棗湯（さんそうとう）……………………41
酸棗仁湯（さんそうにんとう）……………41
三物黄芩湯（さんもつおうごんとう）……171

し

四逆湯（しぎゃくとう）………………133, 139
梔子豉湯（しししとう）……………………144
梔子大黄湯（ししだいおうとう）…………119
紫参湯（しじんとう）………………………145
炙甘草湯（しゃかんぞうとう）………43, 54

赤小豆当帰散
　（しゃくしょうずとうきさん）………………126
芍薬甘草湯（しゃくやくかんぞうとう）…75, 80
蛇床子散（じゃしょうしさん）……………184
瀉心湯（しゃしんとう）………………126, 178
十棗湯（じゅっそうとう）……………87, 88
茱萸湯（しゅゆとう）…………………129, 130
生姜半夏湯（しょうきょうはんげとう）…137
小建中湯
　（しょうけんちゅうとう）…………38, 121, 183
小柴胡湯（しょうさいことう）
　　　　　　　　　　…………134, 165, 171, 175
小承気湯（しょうじょうきとう）…94, 141, 145
小青竜加石膏湯
　（しょうせいりゅうかせっこうとう）………53
小青竜湯（しょうせいりゅうとう）…89, 91, 178
消石礬石散（しょうせきばんせきさん）…118
小兒疳蟲蝕歯方
　（しょうにかんちゅうしょくしほう）………186
小半夏加茯苓湯
　（しょうはんげかぶくりょうとう）……96, 133
小半夏湯（しょうはんげとう）……95, 121, 132
小半夏茯苓湯
　（しょうはんげぶくりょうとう）……………102
腎気丸（じんきがん）……………86, 103, 184
腎着湯（じんちゃくとう）…………………83
神秘湯（しんぴとう）………………………57

せ

赤丸（せきがん）……………………………75
旋覆花湯（せんぷくかとう）………………180

そ

走馬湯（そうまとう）………………………80
続命湯（ぞくめいとう）……………………30

た

大烏頭煎（だいうずせん）…………………76
大黄甘遂湯（だいおうかんずいとう）……181
大黄甘草湯（だいおうかんぞうとう）……135
大黄䗪虫丸（だいおうしゃちゅうがん）…42

199

大黄消石湯（だいおうしょうせきとう）……120
大黄附子湯（だいおうぶしとう）………75
大黄牡丹湯（だいおうぼたんとう）……148
大建中湯（だいけんちゅうとう）……71, 74
大柴胡湯（だいさいことう）……………71
大承気湯（だいじょうきとう）
　………………8, 72, 73, 140, 166, 168
大青竜湯（だいせいりゅうとう）………89
大半夏湯（だいはんげとう）…………135
沢瀉湯（たくしゃとう）…………………93

ち
竹皮大丸（ちくひだいがん）…………170
竹葉湯（ちくようとう）………………169
蜘蛛散（ちしゅさん）…………………154
猪苓湯（ちょれいとう）………………104

つ
通脈四逆湯（つうみゃくしぎゃくとう）……145

て
抵当烏頭桂枝湯
　（ていとううずけいしとう）…………77
抵当湯（ていとうとう）………………182
葶藶大棗瀉肺湯
　（ていれきたいそうしゃはいとう）……50, 94
天雄散（てんゆうさん）…………………38

と
桃花湯（とうかとう）…………………142
当帰建中湯（とうきけんちゅうとう）……172
当帰散（とうきさん）…………………163
当帰四逆加呉茱萸生姜湯（とうきしぎゃくか
　ごしゅゆしょうきょうとう）…………66
当帰芍薬散（とうきしゃくやくさん）
　………………………………160, 183
当帰生姜羊肉湯
　（とうきしょうきょうようにくとう）……166
当帰拈痛湯（とうきねんつうとう）……29
当帰貝母苦参丸
　（とうきばいもくじんがん）…………162

土瓜根散（どかこんさん）……………180

な
内補当帰建中湯
　（ないほとうきけんちゅうとう）……172

に
人参湯（にんじんとう）…………………63

は
排膿散（はいのうさん）………………151
排膿湯（はいのうとう）………………151
白頭翁加甘草阿膠湯
　（はくとうおうかかんぞうあきょうとう）…170
白頭翁湯（はくとうおうとう）………143
麦門冬湯（ばくもんどうとう）…………49
柏葉湯（はくようとう）………………124
八味丸（はちみがん）……32, 41, 86, 103
八味地黄丸（はちみじおうがん）
　……………………32, 41, 86, 103
八味腎気丸（はちみじんきがん）
　……………………32, 41, 86, 103
馬墜及び一切の筋骨を損ずるを治する方
　（ばついおよびいっさいのきんこつをそんずる
　をちするほう）………………………188
半夏加茯苓湯（はんげかぶくりょうとう）…96
半夏乾姜散（はんげかんきょうさん）……137
半夏厚朴湯（はんげこうぼくとう）……176
半夏瀉心湯（はんげしゃしんとう）……131
半夏麻黄丸（はんげまおうがん）………124
礬石丸（ばんせきがん）………………182

ひ
白朮散（びゃくじゅつさん）…………164
白朮附子湯（びゃくじゅつぶしとう）……14, 16
白虎加桂枝湯（びゃっこかけいしとう）……21
白虎加人参湯（びゃっこかにんじんとう）
　………………………………16, 104
白虎湯（びゃっことう）……………17, 21

処方索引

ふ
風引湯（ふういんとう）……………26
茯苓飲（ぶくりょういん）……………99
茯苓杏仁甘草湯
　（ぶくりょうきょうにんかんぞうとう）……65
茯苓桂枝甘草大棗湯
　（ぶくりょうけいしかんぞうたいそうとう）……59
茯苓桂枝五味甘草湯
　（ぶくりょうけいしごみかんぞうとう）……100
茯苓沢瀉湯（ぶくりょうたくしゃとう）……136
附子粳米湯（ぶしこうべいとう）……………70
文蛤湯（ぶんごうとう）……………137

ほ
防已黄耆湯（ぼういおうぎとう）…12, 108, 116
防已黄耆湯加麻黄
　（ぼういおうぎとうかまおう）……………12
防已地黄湯（ぼういじおうとう）……………27
防已椒目葶藶大黄丸
　（ぼういしょうもくていれきだいおうがん）……95
防已茯苓湯（ぼういぶくりょうとう）……109
蒲灰散（ほかいさん）……………112
奔豚湯（ほんとんとう）……………57

ま
麻黄加朮湯（まおうかじゅつとう）……………9
麻黄甘草湯（まおうかんぞうとう）……………57
麻黄杏仁薏苡甘草湯
　（まおうきょうにんよくいかんぞうとう）…10
麻黄附子甘草湯（まおうぶしかんぞうとう）…111
麻黄附子湯（まおうぶしとう）……………111
麻杏薏甘湯（まきょうよくかんとう）……………10
麻子仁丸（ましにんがん）……………81

も
木防已加茯苓芒硝湯
　（もくぼういかぶくりょうほうしょうとう）……92
木防已湯（もくぼういとう）……………91, 93
木防已湯去石膏加茯苓芒硝湯
　（もくぼういとうきょせっこうかぶくりょうぼうしょうとう）……………91

や
射干麻黄湯（やかんまおうとう）……………47

よ
陽旦湯（ようたんとう）……………168
薏苡附子散（よくいぶしさん）……………66
薏苡附子敗醤散
　（よくいぶしはいしょうさん）……………147

り
苓甘姜味辛夏仁湯
　（りょうかんきょうみしんげにんとう）……101
苓甘五味加姜辛半夏杏仁湯
　（りょうかんごみかきょうしんはんげきょうにんとう）……………101
苓姜朮甘湯
　（りょうきょうじゅつかんとう）……………82
苓桂甘棗湯（りょうけいかんそうとう）…⑮, 59
苓桂朮甘湯（りょうけいじゅつかんとう）
　……………………………85, 86
藜蘆甘草湯（りろかんぞうとう）……………153

ろ
狼牙湯（ろうげとう）……………185

著者紹介

森　由雄（Mori Yoshio）

1981年	横浜市立大学医学部卒業
1983年	横浜市立大学医学部内科学第2講座入局
1988年	横浜市立大学医学部病理学第2講座研究生
1991年	森クリニック開業
2000年	医学博士（横浜市立大学）
2000年	東京大学大学院医学系研究科 生体防御機能学講座診療医
2003年	横浜市立大学附属市民総合医療センター 漢方外来担当
2007年	横浜市立大学医学部非常勤講師
	現在に至る

著　書　「症例から学ぶ傷寒論講義」（谷口書店，2004年）
　　　　「漢方処方のしくみと服薬指導」（南山堂，2006年）
　　　　「入門 傷寒論」（南山堂，2007年）
分担執筆　「疾患別治療大百科　アレルギー疾患」（医道の日本社，2002年）
　　　　「スキルアップのための漢方相談ガイド」（南山堂，2004年）

入門 金匱要略　　　©2010

定価（本体 3,000 円＋税）

2010年 2月15日　1版1刷

著　者　森　　由雄
発行者　株式会社　南　山　堂
　　　　代表者　鈴　木　肇

〒113-0034　東京都文京区湯島4丁目1-11
TEL 編集(03)5689-7850・営業(03)5689-7855
振替口座　00110-5-6338

ISBN 978-4-525-47211-5　　　Printed in Japan

本書を無断で複写複製することは，著作者および出版社の権利の侵害となります．
JCOPY ＜(社)出版者著作権管理機構 委託出版物＞
本書の無断複写は著作権法上での例外を除き禁じられています．複写される場合は，そのつど事前に，(社)出版者著作権管理機構(電話 03-3513-6969, FAX 03-3513-6979, e-mail: info@jcopy.or.jp) の許諾を得てください．